MARIE WAGNER

Gesichts yoga

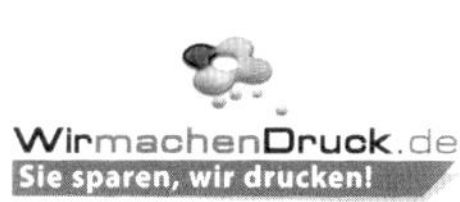

Alle Ratschläge in diesem Buch wurden vom Autor und vom Verlag sorgfältig erwogen und geprüft. Eine Garantie kann dennoch nicht übernommen werden. Eine Haftung des Autors beziehungsweise des Verlags für jegliche Personen-, Sach- und Vermögensschäden ist daher ausgeschlossen.

Email: info@edition-jt.de
www.edition-jt.de

JT Handels UG
Berumer Str. 44
26844 Jemgum

Inhalt

Vorwort

Ein Besuch beim Beauty-Doc, irrsinnig teure Cremes und Tinkturen oder eine Therapie mit französischem Schneckenschleim – die Bandbreite an möglichen Behandlungen zur Verjüngung des Gesichts ist riesig. Dabei haben all diese Prozeduren vor allem eines gemeinsam: Sie sind wahnsinnig teuer und nicht selten mit gesundheitlichen Risiken verbunden. Wieso also nicht auf eine völlig risikofreie und dazu auch noch kostenlose Alternative setzen, um die eigene Jugend und ein möglichst faltenfreies Gesicht zu erhalten?

Falten einfach wegtrainieren?
Was sich fast so anhört, als wäre es zu schön, um wahr zu sein, ist tatsächlich möglich. Schon seit vielen Jahren setzen Models auf der ganzen Welt auf sogenanntes „Gesichtsyoga", um ihre Jugend zu bewahren. In diesem Buch tauchen Sie selbst in die Welt des Face-Yoga ein und lernen das Geheimnis eines jugendlichen Aussehens auch in hohem Alter kennen. Häufig wird zu teuren Cremes oder Beautybehandlungen gegriffen – in der Hoffnung, den Alterungsprozess zu stoppen und den bereits angerichteten „Schaden" zu reparieren. Zwar können solche Behandlungen kurzfristig durchaus dazu führen, dass kleine Fältchen glatter erscheinen und das Gesicht gepflegt wird, jedoch kann keine Creme der Welt das eigentliche Problem der schwindenden Muskelmasse beheben. Um den Alterungsprozess wirklich zu verlangsamen, reicht das tägliche Eincremen nämlich nicht. Hierfür müssen Sie schon selbst aktiv werden! Was für viele Menschen nach einem albernen Trend klingt, ist wissenschaftlich erwiesen. Tägliche Übungen im Gesicht stärken die Durchblutung, vitalisieren die Haut und stärken Ihre Gesichtsmuskeln. Sie verlangsamen damit aktiv den Alterungsprozess und erzielen einen komplett natürlichen „Lifting-Effekt", den selbst die beste und teuerste Creme der Welt nicht erzielen kann.

Und das Beste: Für diesen Effekt müssen Sie kein tägliches, stundenlanges Training auf sich nehmen. Die Übungen in diesem Buch sind so hocheffektiv, dass nur wenige Minuten täglich ausreichen, um einen sichtbaren Anti-Aging-Effekt zu erreichen. Starten Sie also am besten noch heute mit Ihrem Beauty-Programm und freuen Sie sich dank Face-Yoga auf ein sichtbar jugendlicheres, strafferes und strahlenderes Gesicht! Erfahren Sie auf den nächsten Seiten alles über Gesichtsyoga: Für wen ist es geeignet? Wie wirkt Face-Yoga? Was sind die effektivsten Übungen für alle Gesichtsbereiche? Und was gibt es sonst noch zu beachten? Das und noch viel mehr erfahren Sie auf den nächsten Seiten, so dass Sie direkt loslegen können und einem jugendlicheren Aussehen nichts mehr im Wege steht!

Hinweis: In diesem Buch finden Sie einen QR-Code, der Sie zu Audiodateien führt. Falls Sie keine Möglichkeit haben, den QR-Code zu scannen, können Sie die Datei auch über diesen Link finden: https://bit.ly/3tGMt8g

Gesichtsyoga – strahlend schön durch Gesichtsmuskeltraining in jedem Alter

Was genau ist Gesichtsyoga nun eigentlich und wer hat es erfunden?
Beim Gesichtsyoga – auch Face-Yoga genannt – handelt es sich ähnlich wie beim Hatha-Yoga für den Körper um eine bestimmte Form des Trainings.

Exkurs: Hatha-Yoga
Beim sogenannten „Hatha-Yoga" handelt es sich um eine Form des Yoga, bei der es darum geht, Körper und Geist durch spezielle Übungen in Einklang zu bringen. Im Vordergrund stehen hierbei kräftigende Körperübungen sowie meditative Übungen, bei denen eine bewusste Atmung wichtig ist.

Durch bestimmte Übungen, die eine Kräftigung, Entspannung oder Dehnung der Muskulatur bewirken, soll es zu einem freien Energiefluss und einem erhöhten Wohlbefinden kommen. Gezielte Übungen führen dazu, dass sich das Gesicht entspannt, die Gesichtsmuskulatur gestärkt wird und so schlussendlich die Gesichtszüge markanter werden. Nur wenige Minuten täglich reichen aus, um einen sichtbaren Anti-Aging-Effekt zu erzielen – unter der Voraussetzung, dass die richtigen, effektiven Übungen gewählt werden. Sie sehen also: Gesichtsyoga ist unkompliziert, gesund und kostet Sie nicht viel Zeit und überhaupt kein Geld. Damit ist es optimal in jeden noch so stressigen Alltag zu integrieren – und das in jedem Alter! Gesichtsyoga ist nämlich für jede Altersstufe geeignet. Es gibt kein „zu früh" oder „zu spät". Grundsätzlich gilt aber natürlich die Devise: Je schneller Sie mit Face-Yoga beginnen, desto eher werden Sie Effekte bemerken. Face-Yoga kann dabei auch vorbeugend angewandt werden, das heißt: Auch wenn Sie in Ihrem Gesicht noch keine tiefen Falten oder hängenden Gesichtspartien vorfinden, lohnt sich das Gesichtsyoga.

Unser Gesicht ist ein hochkomplexes Netz aus 26 Muskeln und tatsächlich beginnt unsere Muskulatur bereits ab dem 25. Lebensjahr damit, sich langsam zurückzubilden. Von da an beginnt der schleichende Prozess des Alterns, der sich bei dem einen früher, bei dem anderen später bemerkbar macht. Eine Sache ist jedoch sicher: Auf Dauer bleibt niemand verschont. Wer also schon frühzeitig damit beginnt, seine Gesichtsmuskulatur zu trainieren, wird in jedem Fall davon profitieren.

Wussten Sie zudem, dass unsere Gesichtsmuskeln, die fast alle an unserer Mimik beteiligt sind, in einer direkten Verbindung zu unserem Unterbewusstsein stehen? Dieser Umstand kann auch erklären, weshalb man sowohl zufriedenen und glücklichen Menschen als auch unglücklichen Personen oft sofort ihre Gemütslage ansieht. Glückliche Menschen strahlen ihr Glück auch aus: Ihr Gesicht wirkt frisch, energiegeladen und strahlend. Um das Strahlen im Alter nicht zu verlieren und weiterhin jung, frisch und glücklich auszusehen, helfen spezielle Gesichtsyoga-Übungen, durch die beispielsweise hängende Wangen angehoben und die damit einhergehenden Nasolabial-Falten geglättet werden können.

Definition: Nasolabial-Falten
Die Nasolabial-Falte zeichnet sich typischerweise zwischen dem Nasenflügel und dem Mundwinkel ab. Für die Ausbildung der Falte ist vor allem die Muskelaktivität zum Beispiel beim Essen, Trinken oder Lachen verantwortlich. Die Nasolabial-Falte ist bei jedem Menschen unterschiedlich stark ausgeprägt und wird im Alter tiefer und stärker sichtbar.

Face-Yoga ist also ein nachhaltiges Anti-Aging-Programm für jedes Alter, das Ihnen einen positiven und lebendigen Gesichtsausdruck beschert. Sie erhalten durch entsprechende Übungen die natürliche Spannkraft der Haut im Gesicht und regen die Regeneration dieser an.

Doch woher kommt Face-Yoga eigentlich und wer hat es erfunden?
Yoga für den Körper ist fast so alt wie die Menschheit selbst. Bereits vor vielen tausenden Jahren haben laut Erzählungen „heilige Männer" in Indien Atemübungen gemacht und meditiert. Das Yoga hat sich seitdem kontinuierlich weiterentwickelt, so dass Yoga-Übungen zur Kräftigung und Gesundhaltung des Körpers heutzutage überall auf der Welt bekannt sind. Die herkömmlichen Übungen beziehen sich dabei jedoch fast ausschließlich auf den Körper. Dass sich Yoga-Übungen auch für das Gesicht eignen, ist im Vergleich zum traditionellen Yoga eine recht neumodische Entdeckung. Wahrscheinlich ist Gesichtsyoga deswegen auch noch nicht so bekannt. Entwickelt wurde das moderne Face-Yoga von der Autorin Fumiko Takatsu, die 1968 in Fukuoka, Japan, geboren wurde. Diese litt nach einem Unfall nämlich unter ihrem entstellten Gesicht: Sie hatte Hautprobleme und zudem asymmetrische Gesichtsveränderungen. Die Japanerin hatte schon immer eine große Leidenschaft für das klassische Yoga und wusste um dessen Vorzüge. Dadurch kam ihr irgendwann der Gedanke: Wieso sollte Yoga nicht auch im Gesicht wirken? Gesagt – getan. Von da an entwickelte sie spezielle Dehnübungen und Techniken zur Anwendung im Gesicht. Und siehe da: Fumiko Takatsu ist es mit Hilfe von Gesichtsyoga tatsächlich gelungen, ihre natürliche Schönheit wiederherzustellen und die Asymmetrien in ihrem Gesicht durch spezielle Übungen auszugleichen. Natürlich blieb dies auch ihrem Umfeld nicht verborgen und schon bald konnte sich die Japanerin nicht mehr vor interessierten Nachfragen zu ihrem „Schönheits-Geheimnis" retten. Damit war die neuartige Disziplin „Gesichtsyoga" geboren.

Gesichtsyoga – und wieso Sie es unbedingt anwenden sollten

Gesichtsyoga hört sich nicht nur theoretisch toll an, sondern es ist mittlerweile sogar mehrfach wissenschaftlich erwiesen, dass es auch wirklich wirkt! Hierzu lohnt sich ein Blick in die aktuelle Studienlage. Murad Alam und Kollegen haben es sich zur Aufgabe gemacht, der viel diskutierten These, „Das Training der Gesichtsmuskulatur kann wie-der zu einem jugendlichen Aussehen verhelfen“, nachzugehen.

Die Studie aus dem Jahr 2018 war derzeit auf diesem Gebiet eine echte Neuheit. Ziel der Untersuchung war es, herauszufinden, ob ein spezielles Gesichtsyoga-Trainingsprogramm tat-sächlich die Erscheinung von Gesicht und Hals positiv beeinflussen kann. Hierzu wurden 27 Studienteilnehmerinnen zwischen 40 und 65 Jahren ausgewählt, die bereits erste Alterungserscheinungen in Form von Falten oder hängenden Gesichtspartien aufwiesen. Sie sollten täglich jeweils ein 30-minütiges Gesichtsyogatraining für einen Zeitraum von 8 Wochen durchführen. Ab Woche 8 sollte das Pensum auf lediglich drei bis vier Trainingseinheiten pro Woche heruntergeschraubt werden. Insgesamt wurde die Studie so 20 Wochen lang durchgeführt. Um zu gewährleisten, dass die Übungen auch richtig ausgeführt werden, erhielten die Studienteilnehmerinnen vorab genaue Einweisungen eines professionellen Trainers. Insgesamt lernten die Frauen über 32 Gesichtsübungen in jeweils zwei 90-minütigen-Live-Sessions unter professioneller Aufsicht kennen. Um ein Ergebnis festzustellen, wurden die Teilnehmerinnen sowohl vor Beginn der Studie als auch nach Beendigung des Programms fotografiert. Diese Aufnahmen wurden schließlich von zwei Ärzten ausgewertet. Zudem sollten die Prüfer schätzen, wie alt die Frauen auf den Fotos sind. Doch auch die Probandinnen selbst wurden befragt: Auf einer Skala von 0 bis 10 (wobei die Zahl 0 für „sehr unzufrieden“ und die Zahl 10 für „sehr zufrieden“ steht) sollten die Frauen bewerten, wie zufrieden sie selbst mit den Ergebnissen des Trainingsprogrammes sind.

Die Ergebnisse der Studie waren erstaunlich:
Die Probandinnen, die das Trainingsprogramm die vollen 20 Wochen lang durchgezogen hatten, wiesen tatsächlich optisch deutliche Unterschiede auf. Die Yoga-Übungen führten dazu, dass die mittlere Fülle der oberen und unteren Wangen-partie verbessert wurde und die Teilnehmerin-nen nach Ende des Trainingsprogramms signifikant jünger geschätzt wurden. Dieser positive Effekt war sogar schon weit vorher – nach etwa 8 Wochen – sichtbar. Und auch die Probandinnen selbst waren mit den Ergebnissen der Studie höchst zufrieden. Sie alle gaben an, sich wohler in ihrer Haut zu fühlen und eine sichtbare Ver-besserung ihrer Gesichtszüge wahrzunehmen.

Auch die Leiterin der Ästhetischen Dermatologie der Universitätsklinik Mainz, Dr. med. Eva Juchems, forscht auf dem Gebiet des Face-Yogas. Sie führte bereits verschiedene Versuche und Studien durch und sieht die Wirksamkeit von Gesichtsyoga daher als erwiesen an. Die Ärztin und Wissenschaftlerin geht davon aus, dass Gesichtsyoga vor allem bei Fältchen, die der Schwerkraft geschuldet sind, hilfreich ist. Dr. med. Eva Juchems erklärt hierzu, dass auch an Ringmuskeln, die sich rund um die Augen und den Mund befinden, Massagen des Gesichts dazu beitragen können, dass Knitterfältchen vorgebeugt wird oder diese eine Glättung erfahren.

Was zeigen all diese Studien also?
All diese Studien zeigen vor allem eines: Gesichtsyoga ist mehr als nur ein Trend! Wer regelmäßig Face-Yoga praktiziert, sieht tatsächlich jünger aus und verbessert seine Gesichtszüge. Spezielle Übungen machen es möglich, dass zum Beispiel unsere Wangen durch gezielten Muskelaufbau voller erscheinen oder Falten, die durch die Schwerkraft entstehen, geglättet werden. Kein Wunder also, dass Face-Yoga auch eine Rei-he prominenter Anhänger hat! Supermodels auf der ganzen Welt und auch andere Stars wie Gwyneth Paltrow, Jennifer Aniston oder Meghan Markle schwören auf Face-Yoga und praktizieren es täglich. Meghan Markle sagte in einem Inter-view mit dem „Birchbox“-Magazin sogar einmal, dass sie darauf schwöre, dass Gesichtsyoga funktioniert.

Das Beauty-Geheimnis der Stars ist also nicht länger ein Geheimnis! Dank Face-Yoga hat jeder Mensch die Möglichkeit, sich auf natürliche Art und Weise jung zu halten – und das ohne tief in die Tasche greifen zu müssen! Auf den nächsten Seiten erfahren Sie noch mehr über Gesichtsyoga und die Art und Weise seiner Wirkung.

Die Haut als größtes Organ– Darum benötigt sie besondere Pflege

Um besser verstehen zu können, weshalb und vor allem wie Gesichtsyoga wirkt und uns jugendlicher aussehen lässt, ist es wichtig, einige Dinge über unsere Haut zu wissen. Schließlich ist die Haut das größte Organ unseres Körpers und häufig besonders vielen Umweltfaktoren ausgesetzt. Aus diesem Grund erfahren Sie in diesem Kapitel mehr zum Aufbau unseres Gesichtes und unserer Haut und lernen, weshalb gerade unsere Haut ei-ne besondere Pflege braucht und verdient.

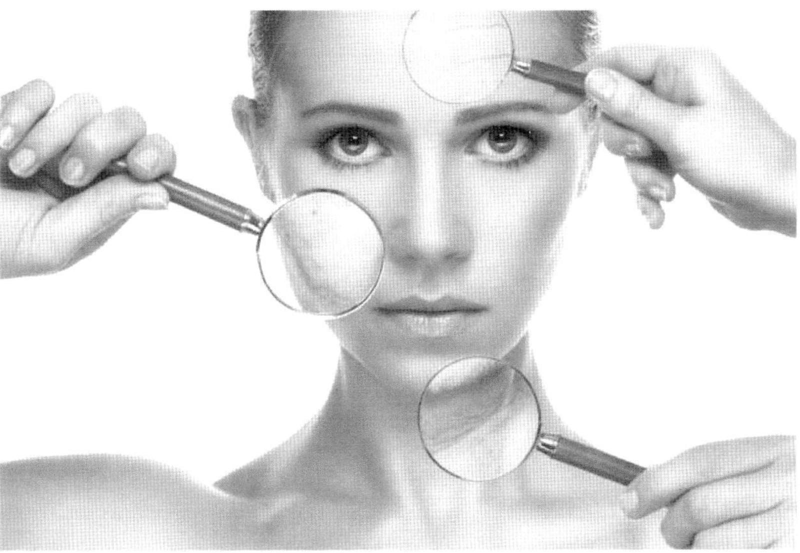

Wissenswertes zum Aufbau des Gesichts

Wissenschaftlich formuliert handelt es sich bei unserem Gesicht um den Teil des Körpers, an dem fast alle Sinne zur Wahrnehmung unserer Umwelt aufeinandertreffen. Mit unseren Augen können wir sehen, mit unserer Zunge schmecken, mit unserer Nase riechen und mit unseren Ohren hören. Einzig und allein der Tastsinn ist auch außerhalb von unserem Gesicht aktiv.

Eine weitere wichtige Funktion unseres Gesichtes ist die sogenannte „Mitteilungsfunktion“: Mit Hilfe unserer Mimik teilen wir unserem Gegenüber mit, ob wir uns wohlfühlen, traurig, ängstlich oder fröhlich sind. Nicht zu vergessen sind natürlich die ganzen Wörter, die unser Mund formen kann. Doch der Mund hat noch viele weitere Aufgaben: Über ihn nehmen wir Nahrung auf und können schmecken. Unser Mund formt sich bei Freude zu einem

Lächeln und kann sich bei Schmerz zu einer Grimasse zusammenziehen. All diese Funktionen sind allerdings nur ein kleiner Bruchteil von dem, was unser Gesicht alles kann. Allerdings reicht dieser kleine Ausschnitt schon aus, um aufzuzeigen, was unserem Gesicht täglich abverlangt wird: Es ist täglich den verschiedensten Eindrücken ausgeliefert und (fast) immer in Bewegung – egal, ob wir sprechen, essen, lächeln oder einfach nur atmen. Viele immer wieder ablaufende Gesichtsbewegungen können dabei auch „Spuren" hinterlassen. Bei Menschen, die häufig zornig sind und im Zuge dessen ihre Augenbrauen zusammenziehen, wird sich mit steigendem Alter irgendwann eine sogenannte „Zornesfalte" zwischen den Augenbrauen dauerhaft abzeichnen. Häufig kann man Menschen, die einen schweren Verlust erlebt haben, auch ihre Trauer im Gesicht ablesen. Nicht umsonst heißt es auch oft, dass unser Gesicht das Fenster zu unserer Seele ist und unsere Lebensgeschichte erzählt.

Verantwortlich für die Mimik in unserem Gesicht sind natürlich unsere Gesichtsmuskeln. Wie bereits zu Beginn erwähnt, besitzen wir 26 Gesichtsmuskeln, die sich etwa ab dem 25. Lebensjahr langsam abbauen – es sei denn, man geht mit Gesichtsyoga aktiv dagegen vor. Aber dazu später mehr. Vorerst wollen wir einen genaueren Blick auf die verschiedenen Muskeln und deren Funktionen in unserem Gesicht werfen, um überhaupt zu verstehen, weshalb Gesichtsyoga effektiv ist und wo genau die einzelnen Übungen helfen.

Doch von vorne: Was genau sind Gesichtsmuskeln überhaupt?
Wie der Name schon sagt, handelt es sich hierbei um die Muskeln in unserem Gesicht, die unsere Nase, Augen, Mund und Ohren umgeben. Im Gegensatz zu vielen anderen Muskeln im Rest unseres Körpers ziehen sich Gesichtsmuskeln nicht über Gelenke hinweg und haben dabei eine Sehne als Ansatzpunkt, sondern sie setzen vielmehr direkt an der Haut und an den entsprechenden Weichteilen des Körpers an. Dies macht es der Gesichtsmuskulatur möglich, dass Haut und Weichteile gegen den knöchernen Schädel verschoben werden können. Dadurch entstehen übrigens auch unsere Mimik und Fältchen, Grübchen oder Furchen. So kann sich also der Ausdruck unseres Gesichtes verändern. Aus diesem Grund wird die Gesichtsmuskulatur häufig auch „mimische Muskulatur" genannt, da sie eben einen großen Einfluss auf unsere Mimik hat. Versorgt werden alle Gesichtsmuskeln von unserem Gesichtsnerv. Unterscheiden kann man die verschiedenen Gesichtsmuskeln übrigens in fünf Gruppen:

Die Muskeln des Schädeldachs

Die Schädeldachmuskeln sind von der Seite, von vorne und von hinten mit einer Sehnenplatte verbunden, die wiederum fest mit der Kopfhaut vernetzt ist. Diese Sehnenplatte lässt sich leicht gegen die Knochenhaut verschieben. Für Bewegungen der Augenbrauen ist der Hinterhauptmuskel verantwortlich. Er ist dazu in der Lage, die Kopfhaut nach hinten zu ziehen oder aber auch die

Stirn zu glätten. Vor allem der vordere Teil dieses Muskels ist für das Runzeln der Stirn verantwortlich, wodurch sich die Haut in Falten wirft. Bei dünner Haut kommt es zu zahlreichen, eher feinen Querfalten, bei dickerer Haut hingegen entstehen nur wenige breite Falten. Auch für das Heben und Senken der Augenbrauen sowie das Öffnen der Augen ist der Muskel verantwortlich. Besonders häufig kommt er zum Einsatz, wenn wir mit unserer Mimik zum Beispiel Staunen ausdrücken wollen.

Die Gesichtsmuskeln rund um das Auge

Unsere beiden Augenhöhlen sind jeweils von einem sogenannten Ringmuskel umgeben. Die Ringmuskeln haben auch Einfluss auf unsere Augenlider, den Tränenkanal und die Tränensäcke. Nur durch sie ist es uns möglich, unsere Lider zum Beispiel beim Schlafen zu schließen oder reflexartig zu zwinkern. Sie ermöglichen uns auch das feste und bewusste Zusammenkneifen der Augen, zum Beispiel, wenn wir gegen die Sonne oder ein besonders helles Licht schauen. Die Haut um das Auge wird hier besonders strapaziert und zur Mitte hingezogen, so dass am äußeren Rand des Auges Falten entstehen. Diese sind bekannt unter dem Namen „Krähenfüße". Zusammen mit den Schädeldachmuskeln sind die Gesichtsmuskeln rund um die Augen auch für die Bewegung der Augenbrauen verantwortlich. Sie ziehen die Augenbrauen nach innen und unten, so dass die bekannte „Zornesfalte" entsteht. Zudem erweitern diese Muskeln den Tränensack, wodurch für eine optimale Fortbewegung der Tränenflüssigkeit gesorgt wird.

Die Gesichtsmuskeln in der Mundpartie

Auch im Mundbereich haben wir es mit einem Ringmuskel zu tun, der die muskulöse Grundlage für die Lippen bildet. Dieser Muskel ist fest mit der Haut verbunden und verleiht unseren Lippen die Form. Aus dem Ringverlauf des Muskels kommen immer wieder kleine Fasern, die in unsere Lippen einstrahlen und es damit möglich machen, dass wir unsere Lippen sowohl nach innen ziehen als auch schmal machen können. Fasern derselben Art strahlen außerdem in die Nasenscheidewand ein, wodurch wir dazu in der Lage sind, diese zu bewegen bzw. herabzuziehen. Für das Herabziehen des Mundwinkels ist der sogenannte „Herabzieher" verantwortlich. Durch ihn können sowohl die beiden Mundwinkel als auch die Oberlippe nach unten gezogen werden. Dadurch kommt es zu einem Abflachen im oberen Bereich der Nasolabialfalte. Um die Unterlippe nach unten zu ziehen, wird der sogenannte „Senker" oder auch „Vierecksmuskel" benötigt, der sich in der Unterlippe befindet. Um unsere Mundwinkel nach oben zu ziehen, wie es zum Beispiel beim Lachen der Fall ist, wird der – wie soll es anders sein – sogenannte „Lachmuskel" benötigt. Er ist auch für die Entstehung von Grübchen verantwortlich. Zudem gibt es das Gegenstück des Senkers, den sogenannten „Heber", der, wie sein Name bereits sagt, die Mundwinkel anhebt. Um wirklich herzlich und

„übers ganze Gesicht" lachen zu können, reichen die Lachmuskeln jedoch nicht aus. Sie werden von den sogenannten „Jochbeinmuskeln" unterstützt, die im Bereich der linken und rechten Wange verlaufen. Diese beiden Muskeln ziehen die Nasenlippenfurche gleichzeitig zur Seite und nach oben, wodurch ein Lachen erst möglich wird. Ebenso verläuft in jeder Wange jeweils ein Becken- oder auch genannt Trompetermuskel. Diese Muskeln bilden die absolute Grundlage unserer Wangen. Der Abbau dieser Muskeln lässt unser Gesicht eingefallen und alt aussehen, weshalb im Face-Yoga besonders diese Partie trainiert wird. Auch in unserem Kinn sitzt ein Muskel – der sogenannte „Kinnmuskel". Er kommt zum Einsatz, wenn wir zum Beispiel eine Schnute ziehen, indem wir unsere Oberlippe nach oben und vorne bewegen.

Die Gesichtsmuskeln rund um unsere Nase

Für das Absenken der Nasenscheidewand ist der Senker verantwortlich. Der sogenannte „Nasenmuskel" komprimiert hingegen die Öffnung der Nase.

Die Gesichtsmuskeln im Ohrenbereich

Auch wenn die Muskeln in diesem Bereich häufig gar nicht bewusst wahrgenommen werden, existieren sie. Manche Menschen können ihre Ohren bewusst bewegen, andere wiederum nicht. Das liegt daran, dass die Muskulatur rund um das Ohr aus evolutionstechnischen Gründen mit der Zeit „verkümmert" ist, da wir Menschen schon lange nicht mehr aufs Jagen und ein damit einhergehend scharfes Gehör zum Überleben angewiesen sind. Bei vielen Tieren sind diese Muskeln jedoch auch heute noch aktiv und extrem wichtig, um zum Beispiel das Ohr in Richtung des Schalls zu bewegen und noch besser (zum Beispiel lauernde Gefahr) zu hören.

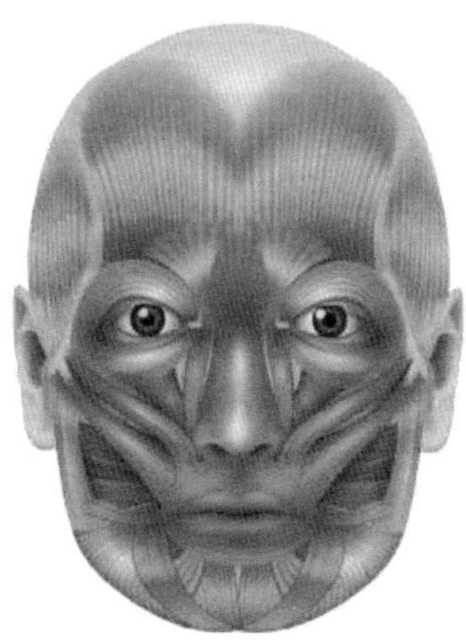

Wozu brauchen wir eigentlich unsere Gesichtsmuskeln?
Unsere Gesichtsmuskeln haben sehr vielfältige Funktionen. In erster Linie lassen sich mit Hilfe der Muskelkraft natürlich verschiedene Gesichtspartien bewegen. Es wird so möglich für uns, dass wir Emotionen zeigen. Verschiedene Gesichtsausdrücke geben dabei auch unseren Mitmenschen Aufschluss über unsere Verfassung. Während einige Gesichtsausdrücke „sozial antrainiert“ sind, sind andere Gesichtsausdrücke wiederum angeboren. Bereits bei Säuglingen kann man beobachten, wie sich der Gesichtsausdruck verändert, wenn sie etwas Süßes, wie zum Beispiel die Muttermilch, zu sich nehmen.

Unsere Gesichtsmuskulatur hat jedoch auch eine Schutzfunktion: So reagieren unsere Muskeln sofort bei Gefahr, indem sich zum Beispiel die Augenlider reflexartig schließen, um das Eindringen von Fremdkörpern in das Auge zu vermeiden. Zudem bestimmen die Gesichtsmuskeln auch die Form der Falten und Furchen, die wir – unabhängig unseres Alters – in unserem Gesicht tragen. Hierzu zählt beispielsweise die Nasolabialfalte, die sich vom Außenrand des Nasenflügels zum Mundwinkel hin erstreckt. Je älter man wird und je mehr die Haut an Elastizität verliert, desto tiefer erscheinen infolgedessen auch die Furchen in unserem Gesicht.

Der Aufbau unserer Haut als größtes Organ des Körpers
Unser Gesicht wird, wie der Rest unseres Körpers, komplett von Haut bedeckt. Was viele nicht wissen: Die Haut ist nicht nur ein lebenswichtiges Organ, sondern gleichzeitig auch das größte Organ unseres Körpers. Sie ist elastisch und dehnbar und schützt unseren kompletten Organismus, indem sie ihn von der Außenwelt abgrenzt und so vor Austrocknung oder schädlichen Umwelteinflüssen, wie zum Beispiel UV-Strahlen oder Krankheitserregern, schützt. Betrachtet man den Aufbau der Haut schematisch, lassen sich drei Schichten unterscheiden. Von innen nach außen sind dies:

Die Unterhaut (Subcutis)

Diese Hautschicht besteht vor allem aus lockerem Bindegewebe. Zudem finden sich hier Fetteinlagerungen vor – bei dem einen Menschen mehr, bei dem anderen weniger.

Die Lederhaut (Dermis)

Die mittlere Hautschicht besteht im Gegensatz zur Unterhaut aus straffem Bindegewebe. Zudem enthält sie unter anderem unsere Talgdrüsen.

Die Oberhaut (Epidermis)

Die oberste der drei Hautschichten besteht überwiegend aus einer Hornschicht, die sich von Zeit zu Zeit abträgt und stetig von unten erneuert wird.

Welche Funktion hat unsere Haut?

Die wohl wichtigste Funktion der Haut ist die Schutzfunktion. Wie enorm wichtig unsere Haut aber tatsächlich ist, zeigt sich vor allem dann, wenn größere Hautflächen, zum Beispiel durch Verbrennungen, zerstört werden. Wussten Sie, dass bereits ein Verlust von 20 Prozent der Fläche unserer Haut zum Tod führen kann? Wie wichtig unsere Haut und dementsprechend auch die Pflege dieser ist, wird anhand der vielfältigen Funktionen dieser deutlich. Die wichtigsten Funktionen werden im Folgenden genauer erläutert:

Schutzfunktion der Haut

Wie bereits erwähnt, ist eine der wohl wichtigsten Funktionen unserer aut der Schutz vor Umwelteinflüssen, wie zum Beispiel schädliche Chemikalien oder Krankheitserreger. Die oberste Hautschicht ist so aufgebaut, dass sie einerseits unseren Organismus vor äußeren Einflüssen schützt und andererseits den Organismus selbst davor bewahrt, auszutrocknen bzw. zu viel Flüssigkeit nach außen in Form von Verdunstung abzugeben. Genau genommen fängt unsere Haut auch mechanische Einflüsse, wie zum Beispiel Schläge oder Tritte, ab und verhindert so, dass diese direkt auf innere Organe treffen. Selbst der Schweiß, der von der Haut bzw. den darauf befindlichen Schweißdrüsen abgesondert wird, hat neben dem „Abkühlen" des Körpers noch eine weitere Funktion: Er bildet zusammen mit dem Talg aus unseren Talgdrüsen den sogenannten Säureschutzmantel. Der niedrige pH-Wert dieses Schutzmantels wirkt antimikrobakteriell und hemmt so das Wachstum von Pilzen und Bakterien auf der Haut.

Die Haut als natürlicher Sonnenschutz

Vor allem die Hornschicht unserer Haut ist dafür verantwortlich, uns vor Sonnenlicht zu schützen. Durch den dünnen Film, der sich auf unserer Hautoberfläche befindet, wird Sonnenlicht reflektiert und absorbiert. Einige Strahlungen dringen jedoch tiefer ein und erreichen somit tiefer liegende Hautschichten. Diese Strahlen werden vom sogenannten Melanin-Pigment, also dem farbgebenden Pigment unserer Haut, fast vollständig absorbiert und in Wärme umgewandelt. So lässt sich übrigens auch erklären, weshalb wir im Sommer braun werden: Je mehr Melanin die Haut bildet, desto mehr versucht unsere Haut, sich vor den UV-Strahlen der Sonne zu schützen. Der Grad der Bräune bzw. der Melanin-Anteil ist meist genetisch bedingt. Menschen, deren Haut einen hohen Anteil an Melanin besitzt und die eine dementsprechend dunklere Hautfarbe haben, sind automatisch besser vor der Sonne geschützt und weniger lichtempfindlich als hellhäutige Personen.

Vorsicht:
Mit Sonnenstrahlung ist nicht zu spaßen und vor allem Sonnenbrand sollte unbedingt vermieden werden, da er die Haut nachhaltig schädigt. Intensive Sonneneinstrahlung kann zu einer Schädigung des Erbgutes führen. Zwar verfügt unser Körper durchaus über bestimmte Reparaturmechanismen – vollständig beseitigen lassen sich viele Schäden jedoch nicht. Die Folge kann neben einer vorzeitigen Hautalterung auch Hautkrebs sein.

Innere Schutzfunktion

Auch nach innen besitzt die Haut eine wichtige Schutzfunktion. Sie ist dazu in der Lage, Antikörper zu bilden und das körpereigene Abwehrsystem dazu zu mobilisieren, Lymphe und Blut bei Bedarf in verletzte Hautregionen zu pumpen. Dadurch entstehen übrigens auch Schwellungen, Rötungen und Wunden. Auch Hautausschläge sind die Folge des Abwehrsystems unserer Haut.

Wärmeregulation

Auch hier hat sich unser Körper Erstaunliches überlegt: Durch das Zusammenziehen bzw. Kontrahieren der Gefäße wird verhindert, dass der Körper zu viel Wärme verliert. Auch die sogenannte „Gänsehaut“ hat einen ähnlichen Zweck: Hierbei werden die Haarbalgmuskeln kontrahiert und es kommt zum Aufrichten der Härchen, was wiederum die Wärmeabgabe verringert. Aber auch umgekehrt, also zur Vermeidung eines Hitzestaus im Körper, hat dieser Mechanismen entwickelt: Die Wärmeabgabe des Körpers kann gefördert werden, indem sich die Gefäße erweitern, und auch die Verdunstung des Schweißes führt zu einer Wärmeregulation.

Sinneswahrnehmung

Natürlich ist unsere Haut auch für äußere Reize sensibel. Sie kann mit Hilfe spezifischer Rezeptoren Schmerzen, Druck oder Temperatur wahrnehmen. Der Fachbegriff hierfür lautet „Oberflächensensibilität“.

Definition: Oberflächensensibilität
Unter diesem Fachbegriff versteht man die Erfassung von Reizen über bestimmte Rezeptoren, die in der Haut liegen. Mithilfe dieser Rezeptoren können wir Schmerz, Druck, Vibration, Temperatur und generell Berührungen empfinden.

Darum benötigt unsere Haut besondere Pflege

Wie Sie sehen, ist unsere Haut nicht nur unser größtes Organ, sondern auch ein sehr komplexes Organ, das den ganzen Tag über direkten Umwelteinflüssen ausgesetzt ist. Die Haut soll unseren Körper vor genau diesen äußeren Einflüssen schützen – und bekommt dabei selbst so einiges ab: Sonnenstrahlen, Kälte, Hitze, hier und da einmal einen Kratzer oder sogar eine offene Wunde. Auch durch unsere Muskelbewegungen wird die Haut tagtäglich strapaziert: Sie wird gedehnt, gezogen und gerunzelt. Dabei entstehen Falten und Furchen, die mit zunehmendem Alter auf der Haut sichtbar bleiben. Unsere Haut hat es also verdient, dass wir uns ganz besonders gut um sie kümmern, so dass sie uns auch für den Rest unseres Lebens gut schützen kann und dabei strahlt. Haut, die nicht gesund ist, ist nicht nur nicht schön anzusehen (Rötungen, Pickelchen oder Entzündungen), sondern kann auch Schmerzen und echte körperliche Probleme verursachen. Um Hautirritationen und -krankheiten vorzubeugen, sollten Sie sich in jedem Alter gut um Ihre Haut kümmern. Die richtige Hautpflege beginnt jedoch nicht erst bei der richtigen Creme, sondern bereits bei unserer Ernährung – ganz nach dem Motto: „Du bist, was du isst!“ Mehr zum Thema „Hautgesundheit“ und viele wertvolle Tipps zur richtigen Pflege Ihrer Haut finden Sie im weiteren Verlauf dieses Buches. Sie und Ihre Haut haben es verdient, zu strahlen und die bestmögliche Behandlung zu erhalten!

Zeichen der Zeit – So entstehen Falten und andere Alterserscheinungen

Die Zeit geht an niemandem spurlos vorbei – leider auch nicht an unserer Haut. Aber keine Sorge! Auch wenn gewisse Alterungserscheinungen völlig normal sind, heißt das noch lange nicht, dass Sie nichts dagegen tun können und tatenlos zusehen müssen. Wie Sie bereits wissen, hilft Ihnen Gesichtsyoga dabei, Ihr jugendliches Aussehen zu bewahren und Falten und Muskelabbau möglichst zu vermeiden. Doch wie entstehen Falten eigentlich? Was passiert im Alter mit unserem Gesicht? Wie verändert sich die Haut im Laufe unseres Lebens und was haben unsere Mimik und Gesichtsmuskeln eigentlich damit zu tun? Genau darum geht es jetzt!

Unsere Haut im Laufe des Lebens

Die junge Haut

Kaum etwas ist so weich wie Babyhaut. Das hat allerdings auch einen Grund: Bei Säuglingen, die frisch das Licht der Welt erblicken, ist die Haut noch ganz besonders sensibel und dünn. Vor allem die Hornschicht, die für Schutz verantwortlich ist, ist zu dem Zeitpunkt noch nicht ausgeprägt. Dasselbe gilt für den Säureschutzmantel der Haut, was Babyhaut besonders empfindlich macht. Auf die Haut von Säuglingen muss deshalb besonders gut aufgepasst werden. Vor allem vor Sonneneinstrahlung sollte man die Haut von Babys schützen, da diese noch keinen eigenen Schutzschild haben. Erst ab dem 4. Lebensjahr ist die Haut reif genug, um sich selbst besser zu schützen. Aber auch in diesem Alter bleibt sie noch sehr empfindlich und anfällig für äußere Reize. Die meisten Menschen haben während ihrer Kindheit eher trockene und sehr sensible Haut. Man geht davon aus, dass die Haut von Kindern erst ab dem 12. Lebensjahr in ihrem Aufbau und ihrer Struktur der Haut eines Erwachsenen ähnelt. Genau zu diesem Zeitpunkt steckt die Haut allerdings auch schon wieder im Umbruch.

Mit Beginn der Pubertät schüttet der Körper vermehrt Geschlechtshormone aus, die auch die Haut beeinflussen und teilweise sogar dafür sorgen, dass unsere Talgdrüsen verrücktspielen. Oft wird dabei so viel überschüssiger Talg produziert, dass die Haut regelrecht „ölig" wird und sich viele Unreinheiten bilden. Manche Teenager leiden sogar unter krankhafter Akne. Diese kann unter Umständen Narben hinterlassen, die einem ein Leben lang bleiben.

In diesen Zeiten muss besonders sanft mit der Haut umgegangen werden. Ein aggressiver Umgang (zu dem man oft aus Verzweiflung tendiert) ist hier völlig kontraproduktiv. Meist reguliert sich die überschüssige Talgproduktion ohnehin von selbst wieder. Leider gibt es aber auch Menschen, die (meist genetisch bedingt) ein Leben lang unter Akne und Unreinheiten leiden.

Die alternde Haut
Die nüchterne Wahrheit, der wir uns stellen müssen: Unsere Haut wird mit jedem Tag älter. Das Tempo und Ausmaß, in dem unsere Haut altert, ist jedoch sehr individuell und bei jedem Menschen unterschiedlich. Vor allem die richtige Pflege, Ernährung und die Anwendung von Gesichtsyoga zum Muskelaufbau können die Haut positiv beeinflussen und dafür sorgen, dass sie bis ins hohe Alter strahlt. Wie wichtig diese Faktoren sind, wird vor allem dann deutlich, wenn wir uns den Alterungsprozess im Detail anschauen:

20 bis 30 Jahre: erste Veränderungen und Anzeichen der Hautalterung treten auf
Da haben wir kaum die pralle Jugend hinter uns gebracht, schon pirscht sich das Alter langsam an uns heran. Vielleicht sieht man es unserem Gesicht in diesem Alter noch nicht an, aber tatsächlich setzen in diesem Lebensabschnitt die ersten Zeichen des Alterungsprozesses ein: Unsere Lederhaut verliert zunehmend Kollagen und damit auch Spannkraft und Elastizität. Auch die Zellteilung wird in diesem Altersabschnitt immer langsamer, so dass sich die Haut nicht mehr so schnell erneuern kann. Zudem dünnt sich das Fettgewebe unserer Unterhaut aus, so dass die Haut immer dünner wird. Früher oder später haben diese Prozesse auch optische Folgen: Es machen sich vermehrt erste kleine Fältchen um die Augen und die Mundpartie bemerkbar und kleine Äderchen schimmern durch die dünner werdende Haut.

Was in dieser Lebensphase besonders wichtig ist: Sonnenschutz! Nur so können langfristige Schäden durch UV-Strahlen vermieden werden. Zudem kann und sollte bereits hier mit Gesichtsyoga täglich dem Abbau von Muskeln vorgebeugt werden. Was hier vor allem gefordert wird, ist Weitsicht. Oft denkt man in diesem Alter nämlich noch: Ach, was kümmern mich die Sorgen von morgen, wenn doch gerade noch alles ganz gut aussieht? Dabei beginnt Altersvorsorge genau hier!

30 bis 50 Jahre: Nun zeigt sich das Alter auch im Gesicht
Was in jüngeren Jahren noch nicht wirklich oder nur wenig sichtbar war, ist jetzt nicht mehr zu verbergen (zumindest nicht vollständig): Der Reifeprozess der Haut nimmt Fahrt auf und es entsteht eine echte Kettenreaktion. Die Tiefe der Falten nimmt langsam zu, unser Bindegewebe wird immer schwächer und durch eine nachlassende Elastizität der Haut erscheint das ganze Gesicht zunehmend „schlaffer". Wovon wir in der Jugend zu viel hatten, haben wir im Alter immer weniger: Die Sebumproduktion nimmt immer weiter ab, wodurch die Haut im Alter wieder trockener und empfindlicher wird.

Definition: Sebum

„Sebum" ist übrigens der lateinische Begriff für Talg, den unsere Talgdrüsen produzieren und der für ein saures Hautmilieu sorgt.

Bei einer überschüssigen Sebumproduktion kann die Haut fettig wirken, bei nachlassender Sebumproduktion wird die Haut hingegen immer trockener. Der Hautbarriere fehlen wichtige Lipide, so dass die Feuchtigkeit, die in tieferen Hautschichten gespeichert ist, viel schneller entweichen kann. Damit geht zusätzlich ein enormer Feuchtigkeitsverlust einher. Alles in allem ist die Haut in diesem Alter dünner, trockener, empfindlicher und eher zu Spannungen und Rötungen geneigt.

40 bis 60 Jahre: Die richtige Pflege machts

In dieser Phase kommt es meist erneut dank Menopause bei Frauen zu einem Hormonungleichgewicht, das sich auf die Haut auswirkt. In dieser Lebensphase hat der weibliche Körper nicht nur mit Hitzewallungen, Schwindel, Schlafstörungen oder Stimmungsschwankungen zu kämpfen, auch unsere Haut leidet. Sie dünnt von Zeit zu Zeit weiter aus und auch die Durchblutung wird immer schlechter. Gegen Entzündungen kann sie sich längst nicht mehr so gut zur Wehr setzen wie in jungen Jahren. Die fehlende Feuchtigkeit in Kombination mit dem immer weniger werdenden Östrogen lassen die Haut fahl und blass erscheinen. In dieser Phase treten auch vermehrt Falten oder sogar erste Altersflecken auf.

60 Jahre +: Die Spannkraft nimmt ab, die Falten werden mehr

Auch wenn wir selbst immer ruhiger werden, nimmt unser Alterungsprozess in diesem Stadion immer mehr Fahrt auf: Kleine, unscheinbare Fältchen werden in diesem Lebensabschnitt zu unübersehbaren Falten. Und auch intensive Sonnenbäder aus unserer Jugend müssen wir spätestens in diesem Alter teuer bezahlen: Es entstehen Altersflecken und schlaffe Haut. Gleichzeitig wird unsere Haut immer dünner und die Talgdrüsen werden immer träger. Auch die Abwehrfunktion unserer Haut nimmt ab, was die Haut anfälliger für Krankheiten macht. Auch in diesem Alter ist die richtige Pflege enorm wichtig!

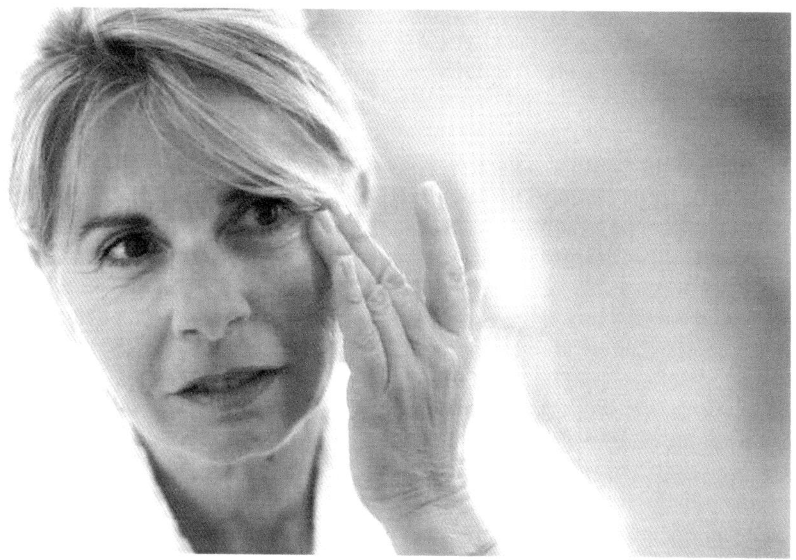

Die Hautalterung hat zwei Seiten

An dieser Stelle erhalten Sie eine gute und eine schlechte Nachricht. Die schlechte Nachricht: Manche Hautalterungsprozesse können wir nicht vermeiden oder aufhalten. Es ist biologisch bedingt, dass die Zellteilung, Durchblutung und auch das Stützgewebe mit zunehmendem Alter abnehmen. Diese „natürlichen" Faktoren der Hautalterung werden „intrinsische oder endogene Hautalterung" genannt. Viele dieser Faktoren sind auch genetisch bedingt und sehen bei jedem Menschen anders aus, ohne dass wir einen großen Einfluss darauf haben.

Nun kommt jedoch die gute – und viel wichtigere – Nachricht:

Altersforscher gehen nämlich davon aus, dass lediglich 20 bis 30 Prozent der Hautalterung nicht beeinflussbar sind. Im Umkehrschluss heißt das: Bis zu 80 Prozent der Hautalterung liegen in unseren eigenen Händen! Wir haben also sehr wohl einen großen Einfluss darauf, wie wir altern und wie sich das in unserem Gesicht zeigt. Durch unsere Ernährung, unseren Lebensstil und den gezielten Einsatz von Face-Yoga können wir einen großen Einfluss darauf nehmen, wie unsere Haut und unser Gesicht in 20, 30 oder 40 Jahren aussehen. Diese Faktoren, die wir selbst beeinflussen können, werden in der Wissenschaft „exogene oder extrinsische Hautalterung" genannt. Sie sind für die Dinge verantwortlich, die uns optisch wirklich stören, zum Beispiel tiefe Falten oder Flecken auf der Haut.

Definition: exogene / extrinsische Hautalterung
Bei der exogenen Hautalterung handelt es sich um die Faktoren der Hautalterung, die wir selbst in der Hand haben und von „außen" beeinflusst werden können: Sonnenstrahlen, die falsche Ernährung oder Rauchen sind nur einige von unzähligen exogenen Faktoren, die die Haut altern lassen. Die exogenen Faktoren beeinflussen die Hautalterung bis zu 80 %, während die restlichen 20 % genetisch bzw. biologisch bedingt sind.

So können Sie aktiv der Hautalterung entgegenwirken:
In der Wissenschaft ist man sich einig, dass die extrinsische Hautalterung vor allem drei Übeltäter kennt: Rauchen, Sonnenlicht und schlechte Ess- und Trinkgewohnheiten. Der wohl größte Übeltäter ist jedoch die Sonne. Wer seine Haut schützen möchte, sollte wirklich täglich Sonnenschutz auftragen. Am besten greifen Sie hierbei zu hochwertigen Sonnencremes, die möglichst auf unnötige Zusatzstoffe, wie Duft- oder Farbstoffe, verzichten. Zwar ist Sonnenlicht zum Beispiel zur Produktion von Vitamin D3 durchaus wichtig für unseren Körper, dennoch sollte man es nicht übertreiben. Sonnenbrand ist für unsere Haut äußerst gefährlich und schädigt sie nachhaltig. Achten Sie also darauf, dass Sie vor allem die starke Mittagssonne meiden und nie völlig ungeschützt ein Sonnenbad nehmen. Auch das Rauchen fördert Hautfalten (und ist generell extrem schädlich für Ihre Gesundheit), weshalb Sie am besten darauf verzichten sollten. Wussten Sie, dass Sie mit jedem einzelnen Zug an der Zigarette hunderte Billionen freie Radikale inhalieren? Das ist kein Witz! Für unsere Antioxidantien, die uns eigentlich vor freien radikalen Schützen sollen, ist das der pure Stress. Dieser Menge an freien Radikalen sind sie nicht gewachsen. Zudem verlangsamt das Nikotin in Zigaretten die Durchblutung und somit den Stoffwechsel, was die Haut fahl und manchmal sogar gräulich erscheinen lässt. Langfristig werden so der Zerfall der Zellen sowie der Abbau unseres Bindegewebes beschleunigt. Wissenschaftliche Studien konnten schon mehrfach zeigen, dass die Haut von Rauchern nachweislich schneller altert.

Neben dem Rauchen gibt es einen weiteren Feind der Haut: den Alkohol. Zugegeben: Jeder von uns trinkt gerne mal das eine oder andere Glas Wein oder Sekt. Auch hier gilt: Die Menge macht das Gift. Wer es mit seinem Alkoholkonsum übertreibt, schadet seiner Gesundheit und auch seiner Haut. Zu viel Alkohol stört die Funktion der Schweiß- und Talgdrüsen und der Gefäße. Außerdem entzieht uns (oder besser gesagt unserer Haut) der Alkohol Nährstoffe und Wasser. Generell können wir über die Aufnahme der Ernährung stark Einfluss auf unsere Hautalterung nehmen: Alle Nährstoffe, die wir zu uns nehmen, sind nämlich unmittelbar an den Stoffwechselprozessen unserer Haut beteiligt. Das kann sowohl negativ als auch positiv sein. So können wir unserer Haut nachweislich etwas Gutes tun, indem wir uns ausgewogen, frisch und gesund ernähren – genauso können wir unserer Haut jedoch auch schaden, indem wir ungesundes Essen mit vielen Zusatz- oder gar Giftstoffen zu uns nehmen.

Wie sieht es mit unseren Gesichtsmuskeln aus?
Es ist allgemein bekannt, dass unsere Kräfte mit zunehmendem Alter nachlassen. Es hat schließlich einen guten Grund, weshalb wir es vor allem im Bereich des Profisports meist mit jungen Menschen zu tun haben. Leider haben ältere Profi-Fußballer einfach nicht mehr dieselben Kräfte wie ihre jüngeren Kollegen. Die Erklärung dahinter ist einfach: Unsere Muskeln bauen sich ab einem bestimmten Alter immer weiter ab (oder zumindest dann, wenn wir diesem Abbau nicht aktiv entgegenwirken!).

Dieser Muskelabbau hängt mit völlig natürlichen Alterungsprozessen zusammen, die zum Beispiel dazu führen, dass wir weniger anabole Hormone wie Östrogen oder Testosteron produzieren. Dies führt unweigerlich zu einer Schwächung der Gesichtsmuskeln. Doch es kommt noch „schlimmer": Die Muskulatur in unserem Gesicht wird nicht nur geschwächt, es sterben tatsächlich ganze Muskelanteile des Gewebes ab (keine Sorge – das sieht man erst einmal nur unter dem Mikroskop!). Diese abgestorbenen Partien werden dann jedoch durch weniger leistungsfähiges Narbengewebe ersetzt, wodurch unsere Gesichtsmuskeln nur noch weiter geschwächt werden. Die beschriebenen Vorgänge bewirken letztendlich, dass unsere Gesichtsmuskeln immer schwächer werden und irgendwann sogar so schwach sind, dass sie die Weichteile unseres Gesichts nicht mehr stark genug anheben können. Dadurch kommt es zu einem eingefallenen und „hängenden" Gesicht. An dieser Stelle haben Menschen, die viel lachen und viel in Gesellschaft sind, einen großen Vorteil: Sie trainieren ihre Gesichtsmuskeln durch das Lachen und Kommunizieren praktisch ganz automatisch und sorgen so für einen natürlichen Erhalt der Gesichtsmuskulatur. Betrachtet man diese Fakten, wird einem auch klar, weshalb es oft heißt, dass das Leben eines Menschen in sein Gesicht eingraviert ist. Man kann einem Menschen also im wahrsten Sinne des Wortes ansehen, was für ein Leben er wohl einmal geführt hat. Das natürliche Muskeltraining durch Lachen ist bereits ein wichtiger Schritt in die richtige Richtung. Durch gezieltes Gesichtsyoga und entsprechende Übungen können Sie diesen Effekt jedoch maximieren und so einem vorzeitigen Verlust der Muskelkraft in Ihrem Gesicht vorbeugen.

Mit zunehmendem Verlust der Gesichtsmuskulatur geht ebenso ein Volumenverlust einher. Mittlerweile ist bekannt, dass der Verlust des Volumens einer der Hauptvorgänge der Alterung im Gesicht ist. Doch der Volumenverlust ist nicht nur unseren Gesichtsmuskeln geschuldet, sondern auch dem Abbau unserer Gesichtsknochen. Was sich merkwürdig anhört, ist tatsächlich ein Fakt: Es ist wissenschaftlich erwiesen, dass mit zunehmendem Alter zum Beispiel unsere Augenhöhle weiter wird, die knöcherne Struktur des Mittelgesichts abnimmt und auch der Unterkiefer, der in jugendlichem Alter noch markant und definiert ist, weniger wird. Neben dem Schwund der Knochen spielen auch der Verlust von Füll-Fettgewebe (vor allem in den Wangen) und Bindegewebe eine große Rolle. Einen gewissen Grad des Volumenverlusts kann unsere Haut durch elastische Schrumpfung ausgleichen – mit zunehmendem Alter und immer mehr Volumenverlust wird dies jedoch immer schwieriger, so dass die Gesichtshaut schließlich erschlafft nach unten fällt. So entstehen unter anderem die fürs Alter typischen Schlupflider.

Dieselbe Beobachtung kann man auch im Mittelgesicht machen: Der Schwund an Muskelmasse bewirkt, dass unser Hautmantel nicht mehr ausgefüllt ist und dadurch immer mehr nach unten zu hängen beginnt. Das „überschüssige" Gewebe sammelt sich schließlich an der Kieferlinie, wodurch die sogenannten „Hamsterbäckchen" (mittlerweile auch bekannt unter „Merkel-Bäckchen") entstehen. Das herabfallende Mittelgesicht hat noch weitere negative Folgen: Die hängende Haut fällt auch über die Mundwinkel, wodurch die ungeliebten Marionettenfalten entstehen.

Definition: Marionettenfalten

Die sogenannten Marionettenfalten gehören zu den Gesichtsfalten, die sich mit zunehmendem Alter im Gesicht abzeichnen. Sie verlaufen jeweils von den Mundwinkeln in Richtung Kinn und erinnern dabei an die Kinnpartie von Marionetten, die so ihren Mund „bewegen" können.

Sie wirken optisch wie eine Verlängerung der Mundwinkel nach unten, was das Gesicht traurig oder auch verärgert wirken lässt. Häufig empfehlen Schönheitschirurgen, die scheinbar „überschüssige" Haut mit Hilfe eines Facelifts nach hinten zu ziehen und schließlich abzuschneiden. Dies würde jedoch bedeuten, dass das Gesicht völlig verzerrt und entstellt wird. Denn: Was von oben nach unten gefallen ist, gehört im besten Fall wieder an die ursprüngliche Stelle und nicht hinter die Ohren. Wie man das erreichen kann? Ganz einfach: Indem man die Gesichtsmuskulatur wieder aufbaut oder es am besten von vornherein gar nicht dazu kommen lässt, dass sich unsere Gesichtsmuskeln so enorm abbauen. An dieser Stelle kommt natürlich das Face-Yoga ins Spiel.

Wie kann Gesichtsyoga also den Alterungsprozessen entgegenwirken?

Experten sind sich sicher: Face-Yoga kräftigt, entspannt, stimuliert und hebt die Muskulatur – und ist somit eine echte Wunderwaffe gegen Alterungsprozesse. Manche Experten gehen sogar so weit, Face-Yoga mit Botox zu vergleichen.

Und so wirkt Face-Yoga konkret gegen Alterungsprozesse:
Durch Gesichtsyoga können geschwollene Partien (wie wir sie oft um die Augen haben) und kleine Mimikfalten geglättet und gestrafft werden. Zudem werden die Gesichtskonturen sowie die Kinn-Kieferlinie praktisch „geliftet" und modelliert. Fleiß und Durchhaltevermögen werden übrigens belohnt: Je regelmäßiger und häufiger die Übungen durchgeführt werden, desto effektiver sind sie und desto sichtbarer werden auch die Ergebnisse.

Was hat unsere Mimik mit der Hautalterung zu tun?

Mimikfalten kennen und haben wir alle. Es handelt sich hierbei um mal mehr und mal weniger tiefe Linien, die entstehen, wenn man mimische Bewegungen, wie zum Beispiel Lachen oder Stirnrunzeln, durchführt. Deswegen bezeichnet man Mimikfalten auch häufig als Ausdrucksfalten. Grundsätzlich lässt sich diese Art der Falten in zwei Gruppen unterteilen:

- **dynamische Falten**: Diese Art der Falten tritt bei Muskelkontraktion auf, verschwindet bei neutralem Gesichtsausdruck meist aber wieder.
- **statische Falten**: Diese Falten sind immer sichtbar – unabhängig des Gesichtsausdrucks. Dennoch sind sie bei mimischen Bewegungen meist noch deutlicher zu sehen.

Meist sind Mimikfalten die allerersten Falten, die auftreten – und das oft schon vor dem 30. Lebensjahr!

Doch wo genau treten Mimikfalten auf?
Typischerweise treten sie vor allem zwischen den Augenbrauen, auf der Stirn, rund um die Augen und im Nasolabialbereich auf. Auch sogenannte Krähenfüße – also die fächerförmigen Falten, die an den Augenwinkeln auftreten – zählen zu den Mimikfalten. Und auch bei den quer liegenden Stirnfalten sowie den Fältchen um die Lippen handelt es sich um Mimikfalten.

Doch wie entstehen diese Falten und kann man überhaupt etwas dagegen tun?
Sie können es wahrscheinlich schon ahnen: Auch hier spielt Gesichtsyoga eine entscheidende Rolle. Aber von vorn: Grundsätzlich sind Mimikfalten nichts Schlechtes. Sie verleihen uns unser einzigartiges Aussehen und machen unsere Gesichtszüge erst interessant. Ohne Mimikfalten wäre unser Gesicht einfach nur langweilig und leer. Was man allerdings vermeiden möchte: Dass Mimikfalten dauerhaft bestehen – auch dann, wenn man gerade gar keine „Miene" verzieht.

Was heißt das nun aber konkret? Darf man nun nie wieder lachen?
Nein – keine Sorge! Lachen, Weinen, Staunen – all das ist weiterhin erlaubt. Dennoch sollten Sie auch zur Vorbeugung oder Linderung von Mimikfalten auf bestimmte Übungen aus dem Face-Yoga setzen. Denn wie so oft, hängt die Entstehung dieser Falten mit den Alterungsprozessen unseres Gewebes und dem Abbau der Gesichtsmuskulatur zusammen. Bei jungen Menschen kehrt die Haut nach Gesichtsbewegungen noch relativ rasch in ihre ursprüngliche, glatte Form zurück. Je älter man wird, desto höher ist das Risiko, dass aus dynamischen Falten (die eigentlich wieder verschwinden) statische und somit dauerhafte Falten werden. Für dieses Phänomen sind die typischen Faktoren der Hautalterung verantwortlich: Verlust bzw. Umstrukturierung von Kollagen, Reduktion des Fettgewebes, Verringerung des Knochenvolumens und Abbau der Gesichtsmuskulatur. Nicht zu vergessen: Natürlich spielen auch hier unsere Gene wieder eine wichtige Rolle. Auch wenn es gemein ist, haben hier manche mehr „Glück" als andere. Dennoch können Sie Ihrem Glück auch ganz einfach auf die Sprünge helfen, indem Sie gezielt Übungen in Ihren Alltag einbauen, die dafür sorgen, dass Ihre Muskeln im Gesicht trainiert werden und somit Volumenverlust und infolgedessen auch statische Mimikfalten (weitestgehend) vermieden werden.

Wie Sie Ihre Hautgesundheit positiv beeinflussen können

Nachdem wir uns nun ausreichend den Prozessen der Hautalterung gewidmet haben, wird es Zeit, sich um Lösungen zu kümmern. Wie können Sie Ihre Hautgesundheit positiv beeinflussen? Dass Gesichtsyoga einen positiven Einfluss auf Ihr äußeres Erscheinungsbild haben kann, wissen Sie bereits. Und keine Sorge – Sie werden im Verlauf dieses Buches noch zahlreiche praktische Übungen und Tipps dazu kennenlernen. Face-Yoga kann allerdings nur dann optimal wirken, wenn Sie die Grundlagen einer guten Hautgesundheit befolgen und auf bestimmte Dinge achten, die ebenfalls einen großen Einfluss auf Ihr äußeres Erscheinungsbild haben.

Die innere Haltung

Wussten Sie, dass allein unsere innere Haltung einen großen Einfluss auf unsere Haut haben kann? Die Haut ist so viel mehr als nur eine Hülle – sie ist ein Sinnesorgan, das unser Innenleben mit der Außenwelt verbindet. Sie ist sozusagen unsere Visitenkarte nach außen und zugleich ein sehr ehrlicher Spiegel unserer Seele. Vielleicht gelingt es uns manchmal, unsere echten Gefühle vor der Außenwelt zu verbergen – vor unserer Haut können wir das aber nicht. Sie ist extrem empfindlich – nicht nur gegenüber äußeren Einflüssen, sondern vor allem auch gegenüber inneren Einflüssen. So können sich vor allem schlaflose Nächte, Stress auf der Arbeit oder Hektik im Alltag negativ auf unsere Hautgesundheit auswirken. Die Folgen sind Flecken, Pickelchen oder blasse, fahle Haut. Tatsächlich sind Hautprobleme heutzutage die häufigste Ursache für Arztbesuche. Angesichts der hektischen und schnelllebigen Welt, in der wir leben, ist es allerdings auch kein Wunder, dass unsere Haut leidet. Diese äußeren Umstände können wir nur bedingt beeinflussen. Worauf wir jedoch einen direkten Einfluss haben, ist unsere innere Haltung. Und genau damit fängt Hautgesundheit an. Sobald etwas in unserem Inneren nicht im Gleichgewicht ist – zum Beispiel durch Trauer, Liebeskummer oder Sehnsucht –, wirkt sich das oft direkt auf den Hautzustand der betroffenen Person aus. Man kann dem Betroffenen seinen Zustand sprichwörtlich im Gesicht ablesen. Typische Beispiele dafür, wie unsere Haut „kommuniziert", sind folgende:

- Erröten vor Scham oder kreidebleich werden vor Wut
- bei Angst Gänsehaut bekommen
- ein „dickes Fell" bei robusten Menschen
- ein Musikstück, das „unter die Haut" geht
- ein Problem, das uns nicht mehr „juckt"

Doch wie hängen die innere Haltung und unsere Haut konkret zusammen? Stress, zum Beispiel durch fehlenden Schlaf oder kreisende Gedanken, schwächt unser Immunsystem. Dadurch werden die natürlichen Schutzmechanismen unserer Haut irritiert und es kommt zu einem verschlechterten Hautbild. Zudem wirken sich unsere Gemütszustände, wie zum Beispiel Angst, Trauer oder Stress, direkt auf unser zentrales Nervensystem aus. Dadurch kommt es zu hormonellen Veränderungen, die sich wiederum direkt auf die Haut auswirken. Leider reagieren die meisten Hautzellen auf Stresshormone ganz besonders empfindlich. Die Botenstoffe sorgen dafür, dass Gewebe schlechter versorgt und Gefäße verengt werden. Zudem können in diesem Zustand auch Entzündungen gefördert werden. Was also ein solch seelischer Zustand auf Dauer mit der Haut anrichten kann, mag man sich gar nicht vorstellen. Die Haut wird so immer „schlechter": Sie verliert ihre Strahlkraft, ist anfällig für Irritationen, Rötungen oder Pickelchen und auch Falten kommen so schneller zustande (man spricht nicht umsonst von Sorgenfalten!). Damit beginnt dann ein Teufelskreis: Die schlechte Haut führt nämlich wiederum zu Ärger und Unzufriedenheit, was uns nur noch mehr Stress bereitet. Und mehr Stress bedeutet noch mehr Belastung für unsere Haut. Und so weiter, und so fort ...

Der beste Weg, um diesen Teufelskreis zu durchbrechen, ist also nicht irgendeine teure Creme, sondern eine Heilung von innen. Sowohl Psychologen als auch Dermatologen raten dazu, sich am besten präventiv vor zu viel Stress und negativen Gedankenspiralen zu schützen. Es konnte mehrfach in klinischen Studien nachgewiesen werden, dass sich ein verminderter Stresspegel höchst positiv auf Hautprobleme auswirkt! Eine Möglichkeit, um Stress im Alltag zu reduzieren, sind laut Experten Entspannungstechniken, wie zum Beispiel Meditation, Achtsamkeitsübungen oder auch Yoga. Natürlich zählt hierzu auch das Gesichtsyoga. Abgesehen von seiner optischen Wirkung kann das regelmäßige Durchführen der Gesichtsyoga-Übungen nämlich auch zu Entspannung, Ruhe und Gelassenheit führen. Allein die Tatsache, dass Sie sich jeden Tag bewusst eine Auszeit für sich selbst nehmen, in der Sie sich, Ihrer Haut und Ihrem ganzen Körper etwas Gutes tun, kann sich wahnsinnig positiv auf Ihre Gesundheit auswirken. Eine wichtige Rolle spielt zusätzlich auch eine positive Grundeinstellung. Das ist häufig leichter gesagt als getan – aber mit den richtigen Tipps kann es jedem gelingen, an sich selbst zu arbeiten. Wer beim Thema „positives Denken" erst einmal die Augen verdreht, hat wahrscheinlich eine etwas falsche Vorstellung davon. Positives Denken bedeutet nämlich nicht, dass man alles Negative (das natürlich zum Leben dazugehört) einfach ausblendet. Ziel soll es natürlich nicht sein, von nun an mit einer rosaroten Brille durchs Leben zu gehen. Vielmehr geht es beim positiven Denken um Dinge wie Bewusstsein, die Wahrnehmung des eigenen Selbst und Selbstreflexion. Das können Sie tun, um Ihre Grundeinstellung und damit auch Ihre Hautgesundheit zu verbessern:

- **Achtsamkeit:** Lernen Sie, achtsamer zu sein! Nehmen Sie Ihre Umwelt ganz bewusst und mit allen Sinnen wahr. Versuchen Sie, dies möglichst wertfrei zu machen und sich einfach nur auf Ihre Empfindungen und den Augenblick zu konzentrieren. Leben Sie im „Hier und Jetzt". Auch Face-Yoga kann Ihnen zu mehr Achtsamkeit verhelfen: Bei der Durchführung verschiedener Übungen konzentrieren Sie sich immer wieder auf ganz verschiedene Wahrnehmungen und Sinneseindrücke. Sie stärken dadurch Ihre Verbindung zu Ihrer eigenen Innenwelt und erlangen so Zugang zu Ihren innersten Empfindungen.

Anleitung für eine kurze Achtsamkeitsübung:
Achtsam zu sein, bedeutet, auch die kleinen Dinge im Leben wertschätzend wahrzunehmen. Und genau darum geht es bei dieser Übung.

So gehen Sie vor:
Nehmen Sie sich jeden Abend 10 Minuten Zeit, um Ihren Tag Revue passieren zu lassen, und nennen Sie dabei in Gedanken ganz bewusst mindestens 5 Dinge, für die Sie heute dankbar sind. Hierzu können auch „Kleinigkeiten" zählen, die Ihnen im Alltag vielleicht völlig unbedeutend erschienen sind. Mithilfe dieser Übung lernen Sie, achtsamer zu sein, und schulen Ihre Wahrnehmung und Zufriedenheit.

- **Keine Angst vorm Lachen!** Die Sorgen einfach weglächeln? Das funktioniert tatsächlich! Wissenschaftler haben tatsächlich herausgefunden, dass alleine durch das „Aufsetzen" eines positiven Gesichtsausdrucks Glückshormone ausgeschüttet werden und sich unsere Laune verbessert.
- **Achten Sie auf Ihr soziales Umfeld:** Wer Sie sind und wie Sie sich fühlen, hängt stark mit Ihrem Umfeld zusammen. Wer sich mit negativ denkenden Menschen umgibt, wird diese Grundeinstellung irgendwann selbst übernehmen, und umgekehrt. Hinterfragen Sie also regelmäßig und ehrlich, was Ihnen selbst guttut.

- **Fokus auf das Positive:** Versuchen Sie stets, sich auf die positiven Dinge zu fokussieren, anstatt Ihre Aufmerksamkeit negativen Dingen zu widmen, die Sie nicht ändern können. Falls Sie sich in einem Gedankenkarussell befinden, sollten Sie sich stets fragen: Bringen mich diese Gedanken gerade weiter? Handelt es sich hier um ein lösbares Problem? Lösbare Probleme sollten Sie aktiv und lösungsorientiert angehen – nicht lösbare Probleme werden auch durch stundenlanges Grübeln nicht gelöst.

Anleitung für einen Gedankenstopp:
Ihre Gedanken kreisen nonstop um dasselbe Thema und Sie wissen nicht, wie Sie aus diesem Gedankenkarussell ausbrechen können? In diesem Fall sollten Sie nachfolgende Übung ausprobieren.

So gehen Sie vor:
Nehmen Sie eine bequeme Sitzhaltung ein und achten Sie auf eine ruhige Atmung. Nun stellen Sie sich jeden einzelnen Gedanken, der Ihnen durch den Kopf geht, bildlich wie eine Wolke vor. Lassen Sie die Gedankenwolken nun im wahrsten Sinne des Wortes vor Ihrem inneren Auge vorbeiziehen. Lassen Sie die Gedanken zu – achten Sie aber darauf, dass Sie sich nicht mit Ihnen aufhalten, sondern dass diese wie eine schwerelose Wolke weiterziehen. Sie werden merken, dass immer wieder neue Gedanken und damit auch Wolken aufkommen – und das ist auch völlig in Ordnung, solange Sie auch zulassen, dass die Gedanken sich wieder verziehen.

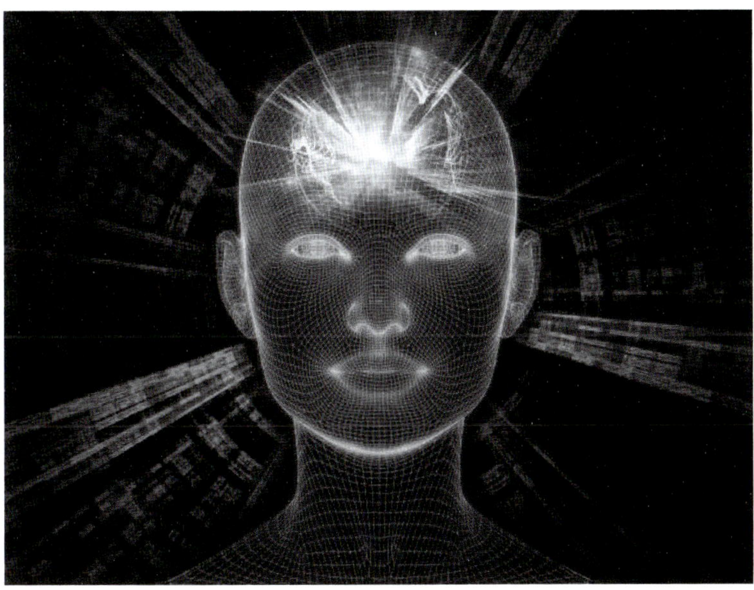

- **Verändertes Bewusstsein:** Es kann auch sehr hilfreich sein, sich bewusst zu machen, dass die Dinge per se nicht negativ oder positiv sind. Erst durch unsere persönliche Wertung werden sie zu etwas Positivem oder Negativem. Versuchen Sie deshalb, die Dinge nüchtern oder aus verschiedenen Blickwinkeln zu betrachten. Würde jemand anderes in dieser für Sie negativen Situation vielleicht sogar etwas Positives finden?

Anleitung für die Adlerperspektive:
Manchmal ist es wichtig, die Dinge aus einer anderen Perspektive zu betrachten – und genau dafür eignet sich diese Übung perfekt!

So gehen Sie vor:
Nehmen Sie sich für die Durchführung dieser Übung ganz bewusst Zeit und setzen Sie sich bequem hin. Dabei sollten Sie Ihre Muskulatur entspannen und tief ein- und ausatmen. Nun begeben Sie sich auf eine kleine Gedankenreise: Stellen Sie sich vor, Sie seien ein Adler, der sich majestätisch und frei in der Luft bewegt und hoch oben im Himmel fliegt. Was geht Ihnen dabei durch den Kopf? Wie fühlen Sie sich? Was sehen, hören oder riechen Sie? Was macht diese Person da unten, aus Ihrer (Vogel-) Perspektive betrachtet? Wie fühlt sich dieser Mensch wohl? Was würden Sie diesem Menschen raten? Versetzen Sie sich wirklich in die Lage des Adlers und nehmen Sie die Situation ganz bewusst wahr. Achten Sie ganz bewusst auf den oder die ersten Gedanken, die Ihnen dabei in den Kopf schießen. Es geht bei dieser Übung nicht ums Grübeln, sondern vielmehr um den ersten Impuls und das richtige Bauchgefühl. Sobald Sie sich bereit fühlen, mit dieser neuen Perspektive in Ihren Alltag zurückzukehren, können Sie einen tiefen Atemzug nehmen und das Gedankenexperiment beenden.

- **Bewegung, Bewegung, Bewegung!** Körperliche Aktivitäten sind nicht nur grundsätzlich gut für unsere Gesundheit, sondern wir bekommen so auch den Kopf frei. Hierzu zählen übrigens nicht nur anstrengende Workouts oder stundenlanges Joggen – auch (Face-) Yoga ist Bewegung und damit in vielerlei Hinsicht positiv für uns.

Wie Sie sehen, spielt die innere Haltung also eine wahnsinnig wichtige Rolle für unsere Hautgesundheit. Wie gut also, dass Sie mit Face-Yoga nicht nur die Gesichtsmuskulatur trainieren können, sondern die Übungen auch gleichzeitig dafür nutzen können, um zu entspannen und Ruhe zu finden. Sie schlagen damit also gleich mehrere Fliegen mit einer Klappe!

Ein weiterer, enorm wichtiger Punkt für unser Wohlbefinden und damit auch unseren Seelenfrieden soll an dieser Stelle noch einmal ganz besonders hervorgehoben werden: **unser Schlaf.**

Was hat Schlaf mit unserer Haut zu tun?

Die Aussage „Ich brauche meinen Schönheitsschlaf" kommt tatsächlich nicht von irgendwo. Denn Schlaf ist wirklich enorm wichtig für unsere Gesundheit und unsere Haut. Das beste Training der Welt ist unwirksam, wenn man seinem Körper nicht genügend Zeit zum Regenerieren gönnt. Wer ausreichend und vor allem auch erholsam schläft, tut seiner Haut in vielerlei Hinsicht etwas Gutes:

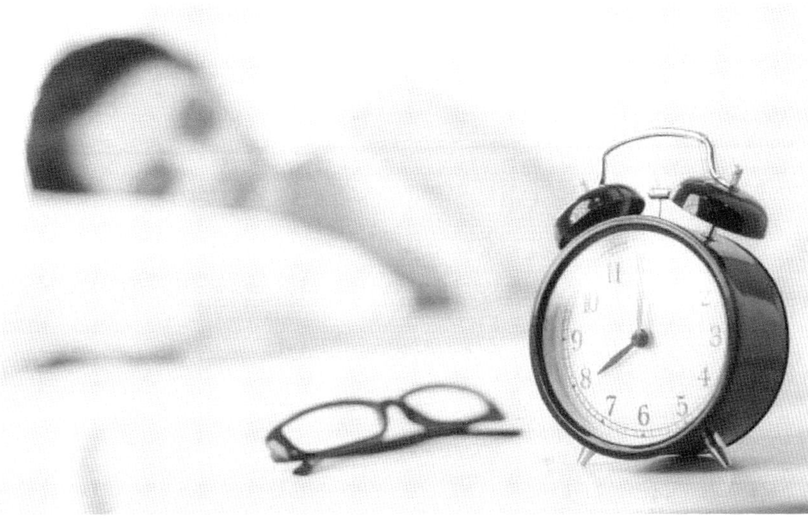

- Die Stoffwechselprozesse der Haut werden angekurbelt, so dass die Haut besser mit Sauerstoff versorgt und durchblutet wird.
- Die Elastizität der Haut erhöht sich, indem Wachstumshormone ausgeschüttet werden, die wiederum die Kollagenbildung anregen.
- Während des Schlafens wird das sogenannte Schlafhormon Melatonin ausgeschüttet, das antioxidativ wirkt und die Haut somit vor freien Radikalen schützt. Freie Radikale werden der Haut vor allem durch Stress, Abgase oder Sonnenstrahlen zugesetzt. Das Hormon wirkt somit aktiv der frühzeitigen Alterung der Haut entgegen.

Wer hingegen zu wenig schläft, trägt dazu bei, dass die Reparaturmechanismen der Haut gebremst werden. Auf Dauer schlägt das nicht nur aufs Gemüt, sondern es macht sich dann auch auf unserer Haut bemerkbar. Von Zeit zu Zeit leiden Sie an ...

- dunklen Augenringen,
- zunehmenden und tieferen Falten,
- geschwollenen Augen,
- blasserer Haut,
- geröteten Augenlidern.

Eine schwedische Studie zeigt sogar, dass all diese Merkmale auch für Ihr Umfeld deutlich sichtbar sind. Für Sie heißt das also in Zukunft: Wenn Sie vorzeitiger Hautalterung vorbeugen möchten (und natürlich generell etwas für Ihre Gesundheit tun möchten), dann achten Sie auf Ihren Schlaf! Mit diesen Tipps gelingt es Ihnen:

- **Lassen Sie Ruhe einkehren!** Sie sollten mindestens 30 Minuten vor dem Zubettgehen nichts mehr konsumieren, das Sie aufwühlt. Dazu zählt vor allem das Smartphone! Auch wenn wir es selbst gar nicht so wahrnehmen, wird unser Gehirn durch den Smartphone-Konsum enorm gestresst, da es wahnsinnig viele Eindrücke auf einmal aufnehmen muss. Wer direkt vor dem Schlafengehen noch durch Instagram scrollt, wird also schlechter einschlafen und zur Ruhe kommen.
- **Regelmäßigkeit is the key!** Auch wenn es nicht immer möglich ist, sollten Sie versuchen, einen gewissen Rhythmus in Ihre Schlafroutine zu bringen. Unter der Woche ist es sinnvoll, täglich zu einer ähnlichen Zeit ins Bett zu gehen.
- **Leichte Kost**. Achten Sie darauf, dass Ihnen Ihr Abendessen vor dem Schlafengehen nicht zu schwer im Magen liegt. Ihr Körper wird sonst die komplette Nacht über damit beschäftigt sein, Ihr Essen zu verdauen, und damit nicht wirklich zur Ruhe kommen.
- **Wechseln Sie regelmäßig Ihr Kopfkissen** und achten Sie generell auf Hygiene. Auf unserem Kopfkissen sammeln sich erschreckend viele Bakterien an: Schweiß- und Talgreste, Hautschüppchen oder auch Make-up-Reste. Um Ihre Haut zu schonen, sollten Sie daher regelmäßig vor allem den Kissenbezug Ihres Kopfkissens wechseln.
- **Vermeiden Sie Falten im Schlaf!** Schlaf generell ist superwichtig für uns und unsere Hautgesundheit – keine Frage! Dabei kommt es aber auch darauf an, WIE man schläft. Wer nämlich die falsche Schlafhaltung annimmt, läuft Gefahr, dass der wohlverdiente Schlaf zum Alptraum wird und für unliebsame Falten sorgt!

Vielleicht kennen Sie das auch:
Sie wachen morgens auf und erschrecken beim Blick in den Spiegel erst einmal. Obwohl Sie ausreichend und auch gut geschlafen haben, sieht Ihr Gesicht „verknittert" aus.
Das muss nicht zwingend daran liegen, dass Sie die obigen Tipps nicht befolgt haben, sondern es kann eine ganz andere Ursache haben: die falsche Schlafposition. In den USA gibt es sogar ein eigenes Wort für dieses Problem: „Pillow face". Es umschreibt charmant den negativen Einfluss, den unser Kissen oder die falsche Schlafposition auf unser Gesicht haben kann. Aber natürlich erhalten Sie an dieser Stelle auch für dieses Problem ein paar hilfreiche Tipps. An erster Stelle steht natürlich die richtige Schlafposition. Wer mit seinem Gesicht ständig nach unten oder seitlich ins Kissen gedrückt einschläft, braucht sich nicht wundern, wenn er am nächsten Tag total verknittert und verquollen aufwacht. In dieser Position hat die Haut nämlich besonders viele Berührungspunkte mit dem Untergrund und scheuert nicht nur permanent am Kissen, sondern „merkt" sich auch die Falten, die es während des Liegens wirft. Für ein faltenfreies Aufwachen am nächsten Tag sollte man also unbedingt regelmäßig die Schlafposition ändern oder sich am allerbesten direkt angewöhnen, auf dem Rücken zu schlafen, so dass das Gesicht komplett „verschont" bleibt. Auch die Hände haben während des Schlafens nichts im Gesicht verloren! Viele Menschen schlafen nämlich gerne mit der Hand unter dem Gesicht ein. Die Haut wird dadurch enorm strapaziert, da Haut an Haut einen rauen Widerstand bedeutet und auf Dauer für Knitterfältchen sorgt. Zu guter Letzt sollten Sie natürlich auch nicht vergessen, regelmäßig Ihren Kissenbezug zu wechseln. Dieser ist nämlich ein wahrer Magnet für Bakterien und Schmutz. Und dass Sie Ihre Haut damit jede Nacht stundenlang belasten, wollen Sie nun wirklich nicht.

Was hat Schlaf mit Gesichtsyoga zu tun?
Wie Sie wissen, regeneriert sich unser Körper über Nacht. Das macht einen erholsamen Schlaf extrem wichtig. Daher ist ein gesunder Schlaf auch im Zusammenhang mit Face-Yoga entscheidend, denn: Beim Face-Yoga spielt der Aufbau bzw. Erhalt unserer Gesichtsmuskulatur eine wichtige Rolle. In mehreren wissenschaftlichen Studien konnte bereits nachgewiesen werden, dass es einen signifikanten Zusammenhang zwischen dem Muskelaufbau und -erhalt und der Schlafdauer gibt. Es wurde erwiesen, dass Teilnehmer, die weniger als sechs Stunden pro Nacht schliefen, nicht nur generell weniger Muskeln aufgebaut haben, sondern sogar Muskelmasse verloren haben!

Sie sehen also: Um sich sein jugendliches Aussehen zu erhalten, spielen viele Faktoren eine wichtige Rolle. Wenn Sie diese aber beachten, können Sie schon bald über erstaunliche Anti-Aging-Erfolge in Ihrem Gesicht staunen. Was genau Sie erwartet, wenn Sie mit Face-Yoga starten, lesen Sie im nächsten Kapitel!

Das Gesicht als Spiegel der Seele – Was regelmäßiges Gesichtsyoga bewirken kann

Wie sagt man so schön: Das Gesicht ist der Spiegel unserer Seele. In ihm spiegeln sich nicht nur unsere Emotionen wider, sondern man kann in unserem Gesicht auch viel über unseren Lebensstil und über die Höhen und Tiefen, durch die wir in unserem Leben bereits gegangen sind, ablesen. Was man den meisten Menschen auch sofort ansieht: wie viel Zeit sie in sich selbst investieren und wie gut sie sich um sich kümmern. Ein Mensch, der sich jeden Tag ganz bewusst ein paar Minuten Zeit für sich selbst nimmt, um meditativ ein paar Face-Yoga-Übungen durchzuführen, strahlt auch genau diese Selbstliebe und -zufriedenheit aus. Gesichtsyoga wirkt sich nämlich in vielerlei Hinsicht positiv auf unseren Körper, aber auch auf unseren Geist aus. Ein Einblick, was Gesichtsyoga genau bewirkt, wird Ihnen im Folgenden nähergebracht.

Verlangsamung der Hautalterung

Beim Face-Yoga aktivieren wir durch gezielte Übungen und Bewegungen Millionen von Zellen in unserem Gewebe – und das in allen (Haut)schichten: in der Epidermis, der Fettschicht, dem Bindegewebe und in unseren Muskeln. Was für jede Stelle in unserem Körper gilt, gilt natürlich auch ganz besonders fürs Gesicht: Diese Aktivierung hält uns fit, jung und vital. Durch ausgewählte Kraft- und Dehnübungen in Kombination mit wohltuenden Massagen wird unser Gewebe gestärkt und wir verhindern, dass sich die Gesichtsmuskulatur abbaut. Dadurch wirken wir dem natürlichen Alterungsprozess entgegen, der sich vor allem durch einen Volumen- und Muskelverlust im Gesicht bemerkbar macht. Dadurch fängt nämlich auch die Haut an, zu hängen, und Falten entstehen. Das gilt es natürlich, zu verhindern! Face-Yoga setzt mit seinen wirksamen Übungen genau hier an und zielt darauf ab, die Jugendlichkeit des Gesichts auf natürliche Weise zu erhalten und so die Hautalterung zu verlangsamen. Durch die Reaktivierung und Stimulierung der Muskulatur wird Ihren Gesichtszügen ein neuer, frischer Tonus verliehen. Damit gehen auch folgende Effekte einher:

- Reduktion kleiner Fältchen
- Verschwinden hängender Mundwinkel
- Verbesserung der Nasolabialfalten
- Glättung der Gesichtskonturen

In der Summe kann man festhalten: Gesichtsyoga sorgt dafür, dass alles da bleibt, wo es hingehört. Hängende Hautpartien, die im Alter (auch der Schwerkraft geschuldet) entstehen, können durch gezielte Übungen, die den Muskelaufbau und -erhalt fördern, vermieden werden.

Rosige und straffe Wangen

Gesichtsyoga bewirkt zudem, dass die Durchblutung angeregt wird. Das hat gleich mehrere Vorteile! Unser Blut hat in unserem Körper zahlreiche lebensnotwendige Aufgaben. Zum einen transportiert es wichtige Nährstoffe, Mineralien und auch Sauerstoff, zum anderen sorgt es dafür, dass sämtliche Prozesse in unserem Körper richtig ablaufen. Am besten funktionieren diese Vorgänge, wenn das Blut ungestört fließen kann. Kommt es zu einem verlangsamten Blutfluss, kann es zu Ablagerungen in den Arterien und sogar zur ernsthaften Erkrankungen kommen. Mit speziellen Face-Yoga-Übungen, die die Durchblutung ankurbeln, können wir unserem Gesicht also etwas richtig Gutes tun. Der Blutkreislauf kommt so in Schwung und kann alle Areale unseres Gesichts optimal versorgen. Schnell werden Sie bemerken, dass das Gesicht dadurch direkt strahlt: Besonders die Wangen erscheinen sofort in einem gesunden, rosigen Ton und fühlen sich straffer und voller an.

Straffung des Doppelkinns

Schönheit liegt bekanntlich im Auge des Betrachters. Dennoch sind sich die meisten Menschen einig und empfinden ein Doppelkinn eher als störend und als „Problemzone“.

> Definition: Doppelkinn
> Unter einem Doppelkinn versteht man eine Wölbung der Haut, die sich unter dem eigentlichen Kinn befindet und den eigentlich vorhandenen rechten Winkel zwischen Kinn und Hals „verdeckt“.

Zwar kann ein Doppelkinn mit dem Körpergewicht zusammenhängen – muss es aber nicht. Tatsächlich leiden nämlich auch viele „normalgewichtige“ Menschen unter dem Makel. Leider ist es allerdings gar nicht so einfach, diese Problemzone in den Griff zu bekommen. Allgemein wird natürlich auch hier empfohlen, auf eine gesunde und ausgewogene Ernährung und ein gesundes Körpergewicht zu achten. Hierbei spielen auch Sport und Bewegung eine wichtige Rolle. Neben den klassischen Sportübungen können aber auch spezielle Face-Yoga-Übungen das Doppelkinn schrumpfen lassen. Diese Übungen sind meist eine Kombination aus Kräftigung und Dehnung. Damit werden die betroffenen Muskeln direkt aktiviert und die Haut wird gestrafft. Mit ein wenig Ausdauer sind schon bald positive Effekte zu beobachten.

Lymphmassage

Wir haben in unserem Körper ein netzartiges Lymphgefäßsystem, das schließlich in Lymphknoten und -bahnen zusammenläuft und dafür verantwortlich ist, Abfall- und Giftstoffe aus dem Körper zu transportieren. Unser Körper entgiftet sich also durch das Lymphsystem im besten Fall selbst. Wird die Zirkulation in unseren Lymphbahnen gestört, kann es zu einem Stau kommen und es treten Schwellungen auf. An diesem Punkt setzen sogenannte Lymphdrainagen – also spezielle Massagen – an: Der Fluss in den Lymphbahnen wird durch spezielle Techniken wieder in Fahrt gebracht und der Stau löst sich auf. Dadurch gehen die Schwellungen zurück und die betroffenen Areale werden wieder besser durchblutet, was zahlreiche positive Vorteile hat. Zudem wird so auch der Stoffwechsel angekurbelt, was zusätzlich entgiftet. Natürlich verlaufen genauso wie im Rest unseres Körpers auch in unserem Gesicht Lymphbahnen. Verstopfungen dieser sind häufig die Ursache für geschwollene Augen oder sogar Unreinheiten im Gesicht. Mit Hilfe der richtigen Face-Yoga-Übungen können Giftstoffe, die zu Stau in den Lymphbahnen führen, ausgeleitet und Schwellungen und Augenringe reduziert werden. Die Lymphmassage in Form von Gesichtsyoga hat zudem folgende positive Effekte:

- Ausleitung von Giftstoffen, die für Unreinheiten sorgen
- Belebung der Augenpartie
- Entspannung der Gesichtsmuskulatur
- Verkleinerung der Poren in Kombination mit Kühlung
- Reduktion von Stress

Mehr Gelassenheit – weniger Stress

Doch Face-Yoga wirkt nicht nur äußerlich, sondern auch innerlich. Wer sich regelmäßig „Me-Time" gönnt, darf sich über mehr Entspannung im stressigen Alltag freuen. Gesichtsyoga kann sich nämlich ähnlich wie „normales" Yoga höchst positiv auf unser Wohlbefinden auswirken. Stress ist für unsere Gesundheit und damit auch unsere Haut ohnehin pures Gift. Wir fühlen uns dadurch nicht nur unwohl, aus Stress entwickeln sich auch oft sehr negative Symptome, wie zum Beispiel Schlafstörungen, innere Unruhe oder sogar Depressionen. Und auch auf körperlicher Ebene ist mit Dauerstress nicht zu spaßen: Die geistige Unentspanntheit wirkt sich auch auf unsere Muskeln aus. Der Körper leidet unter muskulären Verspannungen und wir fangen zum Beispiel an, mit den Zähnen zu knirschen. Das kann wiederum zu Asymmetrien im Gesicht oder zu starken Kopfschmerzen führen. Damit begeben wir uns in einen echten Teufelskreis: Die Beschwerden belasten uns im Alltag, wodurch wir noch stärker gestresst werden, was die Symptome weiter verschlimmert, und so weiter und so fort …

Wer sich etwas Gutes tun und Stress abbauen möchte, sollte zwischendurch ganz bewusst die Bremse betätigen und sich eine kleine Auszeit gönnen. Hierfür eignen sich Face-Yoga-Übungen perfekt: Sie durchbrechen negative Gedankenspiralen, schärfen Ihr Bewusstsein und legen die Aufmerksamkeit auf das Hier und Jetzt. Zudem helfen bestimmte Massageübungen, sich und den Geist zu entspannen und Stress zu lindern. Sie lernen zudem, ruhig zu atmen und einfach einmal loszulassen, was im stressigen Alltag oft zu kurz kommt, aber wahnsinnig wichtig und heilsam ist.

So wirkt (Face-) Yoga übrigens im Gehirn:

Mehrere wissenschaftliche Studien konnten mittlerweile feststellen, dass beim Yoga GABA ausgeschüttet wird. Doch was ist das genau?

Exkurs: GABA

Bei GABA handelt es sich um den Botenstoff „Gamma-Aminobuttersäure". Das sogenannte GABA hilft dabei, Stresshormone zu mindern und auch die Nervenzellen im Gehirn zu besänftigen. Es sorgt dafür, dass sich Muskeln entspannen (was übrigens auch Sorgenfalten im wahrsten Sinne des Wortes glätten kann) und Ängste abnehmen.

Zudem wirkt sich Yoga positiv auf das vegetative Nervensystem aus und sorgt unter anderem dafür, dass Sie sich innerlich entspannen können. Beim (Face-) Yoga gilt wie so oft im Leben der Leitsatz: „Übung macht den Meister." Wer regelmäßig entsprechende Übungen anwendet, kann sich von Mal zu Mal mehr entspannen und dadurch einen indirekten Einfluss auf den Hormonhaushalt nehmen. Sie können so aktiv Blockaden im Körper lösen und Ihr inneres Gleichgewicht wiederherstellen.

Erweiterung des eigenen Horizonts

Hand aufs Herz: Sind Sie dem Face-Yoga gegenüber vielleicht immer noch etwas skeptisch eingestellt? Keine Sorge: Das ist ganz normal und wird sich spätestens dann legen, wenn Sie die ersten Ergebnisse am eigenen Körper bzw. im eigenen Gesicht beobachten. Hinterfragen Sie doch am besten auch einmal, woher diese skeptische Haltung bei Ihnen kommt. Ein möglicher Grund könnte sein, dass Sie in Ihrem bisherigen Leben noch nicht viele Berührungspunkte mit Gesichtsyoga hatten. Das Face-Yoga wird Ihnen dabei helfen, im wahrsten Sinne des Wortes Ihren Horizont zu erweitern. Sie werden am eigenen Leib erfahren, welch großartige Wirkung „kleine" Gesten haben können und dass es sich lohnt, auch einmal etwas Neues auszuprobieren. Schon wenige Minuten täglich reichen aus, um nicht nur Ihrem Körper, sondern auch Ihrem Geist etwas Gutes zu tun. Von dieser Erfahrung werden Sie auf ganzer Linie profitieren: Sie werden nicht nur besser und jünger aussehen, sondern den „kleinen" Dingen in Ihrem Alltag viel mehr Aufmerksamkeit schenken können. Sie werden lernen, dass sich Selbstliebe lohnt, und diese Haltung auch ausstrahlen. Sie werden achtsamer und entwickeln eine wertschätzendere Sicht auf die Welt. Kurzum: Gesichtsyoga erweitert Ihren Horizont auf ganzer Ebene.

Welche Beschwerden können durch Gesichtsyoga gelindert werden?
Mit Hilfe von Gesichtsyoga können Sie nicht nur präventiv etwas tun und zum Beispiel der Haut- und Gesichtsalterung vorbeugen, sondern auch AKTIV gegen bereits vorhandene Beschwerden vorgehen. Sie werden staunen, in welchen Bereichen Gesichtsyoga wirksam sein kann. Aber von vorne: Welche Beschwerden können tatsächlich durch Gesichtsyoga gelindert werden?

Linderung von Schmerzzuständen im Gesicht

Eine Studie aus den USA (2021) hat sich über einen längeren Zeitraum mit der Frage beschäftigt, inwiefern Face-Yoga eine Alternative für herkömmliche Behandlungen zur Schmerzlinderung im Gesicht sein kann. Die wohl häufigste Ursache für Gesichtsschmerzen sind Kiefergelenkbeschwerden (Abkürzung: CMD – craniomandibuläre Dysfunktionen), die auch umliegende Muskulatur betreffen und so zu Schmerzen im gesamten Gesichtsbereich führen können. Üblicherweise werden diese mit speziellen Schienen oder starken Schmerzmitteln behandelt. Forscher des NYU College of Dentistry haben es sich nun jedoch zur Aufgabe gemacht, herauszufinden, ob es Alternativen zur Behandlung mit Schienen und Schmerzmitteln gibt. In der Studie haben die Probanden neben herkömmlichen Hilfsmitteln wie Schienen auch Selbstbehandlungsmethoden in Form von speziellen Face-Yoga-Übungen zur Lockerung des Kiefers und der umliegenden Muskulatur angewandt. Und siehe da: Die Teilnehmer der Studie gaben an, dass sie die Selbstbehandlungsmethoden als viel hilfreicher empfanden als die herkömmlichen Methoden. Die Studie kam also zu dem Ergebnis, dass Selbstbehandlungstechniken in Bezug auf Kiefer- und Gesichtsschmerzen die erste Wahl sein sollten.

Vorsicht:
Natürlich sollten Sie bei starken Gesichtsschmerzen dennoch einen Arzt aufsuchen und sich professionell beraten lassen. Ihr Arzt wird Ihnen eine entsprechende Diagnose stellen. Im Anschluss gilt es, eine passende Be-handlungsmethode zu finden. Eine Kombination mit passenden Face-Yoga-Übungen ist hier allerdings sehr zu empfehlen.

Auch bei folgenden Symptomen kann Gesichtsyoga hilfreich sein. Vergessen Sie dabei jedoch bitte nicht, dass Face-Yoga eine Ergänzung zu herkömmlichen Behandlungen sein kann und keinen Arztbesuch ersetzt.

Linderung von Hautirritationen

Dadurch, dass Gesichtsyoga die Durchblutung anregt, können auch Hautirritationen durch bestimmte Übungen gelindert werden. Oft sind auch bestimmte Hilfsmittel, wie zum Beispiel Gesichtsroller eine tolle Unterstützung beim Face-Yoga, da sie zusätzlich kühlend wirken und Entzündungen lindern.

Lösen von Verspannungen

Gesichtsyoga hilft nicht nur bei Verspannungen im Kieferbereich, wie die obenstehende Studie nahelegt, sondern kann Verspannungen im kompletten Gesichts- oder auch Halsbereich lösen und damit eine Wunderwaffe bei Kopfschmerzen oder sogar Migräne sein.

Schlafprobleme in den Griff bekommen

Mit den oben genannten Verspannungen gehen häufig auch Schlafprobleme einher. Face-Yoga kann also eine echte Kettenreaktion (im höchst positiven Sinne) auslösen: Wer seine Verspannungen in den Griff bekommt, kann besser schlafen. Und wer besser schläft, kann sich ganz allgemein über ein besseres Wohlbefinden und ein gesünderes Leben freuen.

Ausleitung von Schwellungen

Auch Schwellungen können mit Hilfe bestimmter Face-Yoga-Übungen in den Griff bekommen werden. Hierzu kann ebenfalls zu Hilfsmitteln, wie zum Beispiel einem Gesichtsroller oder einem Gua-Sha-Stein, gegriffen werden. Mehr zur Anwendung dieser Hilfsmittel finden Sie natürlich im Verlauf dieses Buches. Durch die Ausleitung von Schwellungen werden auch schädliche Giftstoffe aus dem Körper geleitet, was sich wiederum auf Ihren kompletten Gesundheitszustand positiv auswirkt.

Einklang von Körper, Geist und Seele durch Face-Yoga

Face-Yoga wirkt also bei weitem nicht nur optisch. Es wirkt auf ganzer Ebene und bringt so Ihren Körper, Ihren Geist und Ihre Seele in Einklang. Genau das macht Face-Yoga auch so besonders und einzigartig: Durch die Anwendung spezieller Übungen sehen Sie nicht nur besser aus, sondern Sie fühlen sich auch direkt besser. Gesichtsyoga wirkt also ganzheitlich und stellt so ein inneres Gleichgewicht her. Sie tragen Ihr inneres Empfinden nach außen und strahlen Ihren seelischen Zustand aus. Beim Face-Yoga ist es genau genommen gar nicht möglich, nur das Äußere zu behandeln, wie es zum Beispiel bei einer teuren Gesichtsbehandlung oder einem Besuch beim Beauty-Doc der Fall ist. Nein – beim Face-Yoga geht es um viel mehr. Yoga-Experten wissen nämlich: Wahre Schönheit kommt von innen. Wer nicht mit sich selbst im Reinen ist und nicht tief im Inneren einen zufriedenen und entspannten Zustand anstrebt, wird nach außen nie wahrhaft strahlen können. Es geht beim Gesichtsyoga nicht darum, eine Hülle aufzubauen, sondern darum, die wahre Schönheit eines Menschen zu erhalten – und die endet nicht im Gesicht, sondern sie reicht bis tief in die Seele.

Kontraindikation – Wann Sie Gesichtsyoga vermeiden sollten

Das Tolle am Gesichtsyoga: Es ist für jeden geeignet – egal, in welchem Alter. Zudem ist es im Gegensatz zu vielen anderen „Schönheitsbehandlungen" sehr risikoarm. Während Sie bei zahlreichen Anti-Aging-Behandlungen, wie zum Beispiel Botox-Behandlungen, diverse gesundheitliche Risiken eingehen, haben Sie beim Face-Yoga nichts zu befürchten – vorausgesetzt, Sie wenden die Übungen richtig an und informieren sich entsprechend.

Dennoch bleibt natürlich – wie in so ziemlich allen Lebenslagen - auch beim Face-Yoga ein geringes Restrisiko, über das man aufgeklärt werden sollte. Zwar handelt es sich beim Gesichtsyoga um alles andere als eine „Extremsportart", dennoch sprechen wir über eine körperliche Betätigung. Und wie bei allen körperlichen Betätigungen – ob im Haushalt, beim Fahrradfahren oder beim Sport – kann es auch hier in Einzelfällen bei falscher Anwendung zu Unfällen kommen: Zum Beispiel dann, wenn es bei falscher Anwendung oder zu viel Druck zu einem Abrutschen der Hände im Gesicht kommt und dabei die Haut oder Weichteile wie die Augen verletzt werden. Auch bei der Benutzung von Hilfsmitteln sollte man stets achtsam sein, da es auch hier bei falscher Anwendung zu einem Abrutschen und so zu Verletzungen kommen kann. Hier sollte dennoch nochmals betont werden: Die Unfallgefahr beim Face-Yoga ist sehr gering und geht bei fachgerechter Anwendung gegen null. Um dennoch bestens vorbereitet zu sein, sollten Sie die nächsten Seiten aufmerksam lesen. Die wichtigste Voraussetzung für effektives Gesichtsyoga ist definitiv die korrekte Ausführung der Übungen. In den meisten Fällen machen Sie zwar auch nichts „kaputt", wenn eine Übung falsch ausgeführt wird – die größte Wirksamkeit und Sicherheit erlangen Sie jedoch nur unter der richtigen Anwendung. Lesen Sie also die Schritt-für-Schritt-Anleitungen der einzelnen Übungen, die Sie im weiteren Verlauf des Buches finden, aufmerksam und genau durch, bevor Sie sie anwenden. Dabei ist es völlig in Ordnung und normal, dass Sie bei manchen Techniken erst einmal etwas Übung benötigen, bis Sie sie perfekt beherrschen. Lassen Sie sich davon nicht abschrecken und bleiben Sie unbedingt dran!

Um Infektionen oder eine Verunreinigung Ihres Gesichtes zu vermeiden, sollten Sie natürlich stets auf Hygiene achten und vor dem Face-Yoga Ihre Hände gründlich waschen. Zudem sollten Sie mit langen Fingernägeln vorsichtig sein: Bei bestimmten Übungen kann es hier schnell zu Verletzungen im Gesicht kommen, was es unbedingt zu vermeiden gilt. Außerdem sollten Sie Gewalt vermeiden und die Übungen so ausführen, dass es zu keinen Schmerzen kommt. Vergessen Sie auch nicht, dass es sich beim Face-Yoga um eine Form des Muskeltrainings handelt und Sie daher auch auf ausreichend Regeneration in Form von Schlaf und Erholung achten sollten. Nur so können sich Ihre Muskeln optimal aufbauen und sich die Ergebnisse nach Ihren Wünschen entfalten. Zudem wird so auch die Verletzungsgefahr minimiert. Hier finden Sie zusätzlich hilfreiche Tipps, die für eine sichere Durchführung von Gesichtsyoga sorgen:

- Führen Sie die Übungen richtig durch und lesen Sie die Anweisungen genau.
- Achten Sie auf ausreichend Regenerationszeit zur Erholung und zum Wachstum der Muskulatur.
- Führen Sie die Übungen im Zweifel lieber zu langsam als zu schnell aus.
- Wissen ist Macht – auch beim Face-Yoga! Informieren Sie sich und eignen Sie sich Hintergrundwissen an (hierfür halten Sie ohnehin die perfekte Lektüre in Ihren Händen).
- Achten Sie auf Hygiene und Sauberkeit.

Welche Kontraindikationen gibt es beim Gesichtsyoga?
Grundsätzlich ist Gesichtsyoga für jeden geeignet. Es gibt jedoch bestimmte Personengruppen, die besonders darauf achten sollten, was Ihnen guttut und welche Übungen für sie die richtigen sind. Hierzu zählen zum einen Kinder und Jugendliche, zum anderen Schwangere oder Menschen mit besonderen Beschwerden oder Behinderungen. Auch bei anderen individuellen Krankheitsbildern kann es sinnvoll sein, Rücksprache mit dem behandelnden Arzt zu halten, inwiefern manche Übungen abzuändern oder anzupassen sind.

Bei Kindern und Jugendlichen befinden sich der Körper und auch das Gesicht noch im vollen Umbau. Es verändert sich kontinuierlich und die Alterungsprozesse haben hier noch lange nicht eingesetzt – ganz im Gegenteil: Hier muss erst einmal noch alles „aufgebaut" werden und seinen richtigen Platz finden. Face-Yoga schadet in diesem Alter zwar nicht, dennoch ist die Hauptzielgruppe von Face-Yoga nicht das Kindes- und Jugendalter. In diesem Alter brauchen die Gesichtsmuskeln noch nicht zwingend zusätzliche Unterstützung. In jungen Jahren sollte vielmehr auf ganzheitliche Bewegung gesetzt werden, die den kompletten Organismus beansprucht. Hier und da können Face-Yoga-Übungen aber auch im Kindes- und Jugendalter sehr entspannend und wohltuend wirken und natürlich gerne in den Alltag integriert werden. Manche Kinder finden eine große Freude daran, die Übungen zusammen mit einem Elternteil durchzuführen. Die Übungen können nicht nur entspannen, sondern zum Beispiel auch die Konzentration fördern. Natürlich sollten Sie als erwachsene Person auch hier auf Hygiene und die richtige Durchführung achten.

<u>Ähnliches gilt für Schwangere</u>: Grundsätzlich spricht hier überhaupt nichts gegen Face-Yoga. Ganz im Gegenteil: Viele Frauen leiden gerade während der Schwangerschaft unter Schwellungen oder Wassereinlagerungen. Face-Yoga kann hier sogar sehr wohltuend und hilfreich sein. Dennoch sollten Sie bedenken, dass Sie sich in einem speziellen Zustand befinden, und daher ganz

besonders gut auf Ihren Körper hören. Sollten bestimmte Übungen für Sie schmerzhaft oder unangenehm sein, sollten Sie diese während der Schwangerschaft lieber meiden. Im Zweifelsfall können Sie gerne Rücksprache mit Ihrem Arzt halten. Auch Personen mit bestimmten Beschwerden oder Behinderungen sollten besonders gut auf ihren Körper hören und gemeinsam mit einem Arzt besprechen, welche Face-Yoga-Übungen sinnvoll und durchführbar sind und welche Übungen vielleicht weniger gut geeignet sind. Da jedes Krankheitsbild sehr individuell ist, können hier nur schlecht allgemeingültige Aussagen getroffen werden.

In welchen Situationen ist Face-Yoga ungeeignet?
In folgenden Situationen sollten Sie die Anwendung von Gesichtsyoga pausieren oder einen Arzt zur Beratung aufsuchen, da es sonst möglicherweise zu Nebenwirkungen kommen kann:

Bei extremen Hautausschlägen
Manche Menschen leiden im Laufe ihres Lebens unter so schwerer Akne, dass die Haut sogar ohne Berührungen schmerzt und spannt. Man kann sich vorstellen, wie schmerzhaft es ist, wenn die Haut dann noch zusätzlich berührt oder massiert wird. Zwar kann Gesichtsyoga bei Entzündungen hilfreich sein – nicht aber dann, wenn jede Berührung schmerzt und die Haut dadurch noch stärker gereizt wird. Wenn Sie unter krankhafter Akne leiden, sollten Sie unbedingt einen Hautarzt aufsuchen, der Sie zu Ihrem Problem fachmännisch beraten kann. Sicher finden so auch Sie die passende Lösung für Ihr Problem. Hat sich die Haut wieder etwas beruhigt, kann Gesichtsyoga problemlos durchgeführt werden.

Bei Verletzungen oder Brüchen im Gesicht
Es versteht sich von selbst, dass Sie bei größeren Verletzungen oder Wunden im Gesicht in diesem Bereich keine Übungen durchführen sollten. Dasselbe gilt für Knochenbrüche oder Ähnliches. Warten Sie ab, bis Ihre Verletzung vollständig abgeheilt ist und Sie keine Schmerzen mehr verspüren. Erst dann können Sie wie gehabt mit Ihrem Face-Yoga-Training fortfahren.

Nach Gesichtsbehandlungen, wie zum Beispiel mit Hyaluron
Ob Gesichtsbehandlungen, wie zum Beispiel Unterspritzungen mit Hyaluron, sinnvoll und notwendig sind, ist eine andere Frage. Die meisten Face-Yoga-Experten sind sich an dieser Stelle einig: Wer auf Gesichtsyoga setzt, braucht kein Botox oder Hyaluron und kann sich die Kosten und Risiken, die damit einhergehen, getrost sparen – einmal ganz davon abgesehen, dass keine Behandlung der Welt einen so natürlichen Anti-Aging-Effekt zaubern kann wie Face-Yoga.

Hinweis:
Falls Sie eine Gesichtsbehandlung durchführen haben lassen, sollten Sie sich von dem behandelnden Arzt beraten lassen, wann Gesichtsyoga wieder angewandt werden darf. Unter Umständen kann sich das Hyaluron bei falscher Anwendung nämlich im Gesicht verschieben.

Bei Schmerzen

Ganz allgemein gilt natürlich: Sobald eine Übung bei Ihnen Schmerzen verursacht oder Sie sich unwohl fühlen, sollten Sie diese unterbrechen. Unter Umständen kann dies ein Hinweis auf andere Beschwerden oder Probleme sein. Suchen Sie in einem solchen Fall im Zweifel einen Arzt auf.

Der richtige Einstieg – So fangen Sie an

Nun geht es ans Eingemachte: Im Folgenden erhalten Sie detaillierte, praxisorientierte und effiziente Anleitungen für diverse Gesichtsyoga-Übungen, die Sie ganz unkompliziert in Ihren Alltag integrieren können. Aber von vorne: Worauf muss man eigentlich achten, wenn man im Face-Yoga Anfänger ist und es noch nie zuvor praktiziert hat? Um zu gewährleisten, dass Sie perfekt in Ihr persönliches Face-Yoga-Training starten, finden Sie auf den nächsten Seiten vorab ein paar wichtige Hinweise und Tipps, was Sie als Gesichtsyoga-Anfänger beachten sollten.

Gesichtsyoga für Anfänger – Darauf sollten Sie achten!

Um reibungslos in Ihr Gesichtsyoga-Training zu starten, sollten Sie sich als Anfänger vor dem Start noch ein paar wichtige Ratschläge und Tipps zu Herzen nehmen. Diese werden Ihnen helfen, am Anfang nicht die Nerven zu verlieren und ganz unkompliziert ins Trainingsprogramm zu starten.

Informieren Sie sich!
Egal, um welche Sportart es sich auch handelt – es ist immer ratsam, sich vorab gut über diese zu informieren und sich Wissen darüber anzueignen. Hinter diesen Punkt können Sie dank des Buchs, das Sie gerade in Ihren Händen halten, praktisch schon einen Haken machen. Sie lernen in diesem Buch nämlich nicht nur die speziellen Übungen kennen, sondern eignen sich auch eine Menge Hintergrundwissen über Face-Yoga an. Das ist auch superwichtig, um zu verstehen, wie und wann Face-Yoga hilft und wirkt. Nur so können Sie auch selbstständig erkennen, ob oder wenn etwas falsch läuft. Außerdem wird so gewährleistet, dass Sie die Übungen wirklich richtig ausführen und auch wissen, auf welche Dinge Sie sonst noch achten müssen. Da man aber bekanntlich nie auslernt, ist es unbedingt empfehlenswert – gerade als Anfänger –, sich stetig im Bereich des Gesichtsyoga weiterzubilden. Schauen Sie doch zum Beispiel auch gerne auf Video-Portalen wie YouTube kleine Videos zur Thematik an oder lesen Sie Experten-Interviews. Weil Face-Yoga noch eine recht neue Disziplin ist, wird gerade in diesem Bereich aktuell sehr viel geforscht. Bleiben Sie also auch hier auf dem Laufenden, indem Sie sich immer einmal wieder über die neuesten Studienergebnisse oder Techniken informieren. Natürlich können Sie auch gerne – insofern Sie die Möglichkeit dazu haben – den persönlichen Austausch mit Face-Yoga-Experten oder Menschen, die in diesem Bereich bereits Erfahrungen gesammelt haben, suchen. So lernen Sie auch als Anfänger jede Menge dazu und bleiben immer auf dem aktuellen Stand!

Hören Sie auf Ihren Körper!
Als Anfänger steht man oft vor dem Problem, dass man noch kein richtiges „Gefühl" für die neue „Sportart" entwickelt hat. Was damit gemeint ist: Man ist bei neuen Übungen oft verunsichert. Führe ich die Übung richtig aus? Gehört das wirklich so? Oder mache ich etwas falsch? Es fehlen ganz einfach die Erfahrung und die Intuition in diesem Bereich. Keine Sorge – genau das kommt irgendwann von ganz allein und Sie werden schon nach wenigen Wochen merken, dass Sie ein immer besseres Gefühl für die Übungen und Ihr Gesicht bekommen.

Wie sollte man nun aber als Beginner mit dieser anfänglichen Unsicherheit umgehen?
Hier kommt ein wichtiger Ratschlag an Sie: Hören Sie auf Ihren Körper und Ihr Bauchgefühl! Wenn sich eine Übung für Sie nicht gut anfühlt oder Sie sogar Schmerzen dabei verspüren, sollten Sie die Übung lieber unterbrechen. Sie werden auf den nächsten Seiten selbst sehen, dass für die verschiedenen Muskelgruppen im Gesicht stets mehrere verschiedene Übungen angegeben sind. Falls Ihnen eine spezielle Übung also nicht zusagt, haben Sie immer die Möglichkeit, auf eine Alternative zurückzugreifen. Beim Face-Yoga geht es ja auch schließlich unter anderem darum, den eigenen Körper kennenzulernen und ein gutes Körpergefühl zu entwickeln. Sollten Sie sich also einmal unsicher sein, dann hören Sie einfach „tief" in sich hinein und Sie werden in sich selbst die Lösung finden, was zu tun (oder auch nicht zu tun) ist. Je mehr Erfahrung Sie sammeln, desto mehr werden Sie sich übrigens auch zutrauen. Übungen, die Ihnen am Anfang möglicherweise noch zu komplex erschienen sind, werden Ihnen von Zeit zu Zeit immer leichter fallen.

Bereiten Sie sich gut vor!
Die richtige Vorbereitung ist (fast) die halbe Miete. Wer sich die Zeit nimmt, um die richtigen Vorbereitungen zu treffen, wird sich direkt viel selbstsicherer und wohler fühlen. In einer vorbereiteten Umgebung können Sie sich zudem viel besser konzentrieren und den Fokus auf die richtige Durchführung der Übung richten – und genau das wiederum sorgt dafür, dass weniger Fehler bei der Durchführung gemacht werden und Sie maximal effektiv trainieren. Da die richtige Vorbereitung also so ein wichtiger Aspekt ist, wurde diesem Punkt ein etwas größerer Abschnitt gewidmet. Ein paar Seiten weiter unten finden Sie unter der Überschrift „Die richtige Vorbereitung – Das sollten Sie beachten, bevor Sie loslegen" alles Wissenswerte rund um den richtigen Einstieg.

Bleiben Sie motiviert!
Face-Yoga ist vor allem dann effektiv und wirksam, wenn es regelmäßig angewandt wird. In verschiedenen wissenschaftlichen Studien konnte gezeigt werden, dass es nicht so sehr darauf ankommt, wie lange man täglich trainiert, sondern vielmehr darauf, wie häufig bzw. regelmäßig man die Übungen anwendet. Für Sie bedeutet das also im Umkehrschluss: Um wirklich Ergebnisse zu erzielen und vom Anti-Aging-Effekt des Face-Yoga zu profitieren, müssen Sie unbedingt dranbleiben. Dazu gehört eine große Portion Motivation. Auch wenn es nur ein paar Minuten täglich sind, die man ins Gesichtsyoga investiert, muss man sich doch jeden Tag aufs Neue dazu motivieren, sich auch wirklich hinzusetzen und die Übungen durchzuführen. Schnell schleichen sich da auch mal Gedanken ein, wie zum Beispiel: „Ach, dieses eine Mal kann ich es doch ausfallen lassen ...". Aus diesem „einen Mal" wird dann aber leider oft ein zweites, drittes oder viertes Mal, bis man es schließlich komplett schleifen lässt. Was damit gemeint ist: Achten Sie darauf, dass Sie stets motiviert bleiben! Wer die richtige Motivation mitbringt, wird das Programm nämlich auch durchziehen und schon bald Erfolge feststellen können!

Doch wie bleibt man am besten motiviert?
Eine der motivierendsten Strategien ist folgende:
Nehmen Sie sich die Zeit, setzen Sie sich mit einem Zettel und Stift hin und stellen Sie sich die Frage: Was möchte ich mit Face-Yoga erzielen? Was sind meine Ziele? Was erhoffe ich mir? Was ist meine Motivation? Schreiben Sie genau diese Gedanken nieder. Gerne können Sie Ihre Notizen auch um Fotos oder Bilder ergänzen, die Sie motivieren. Wie wäre es zum Beispiel mit einem Foto von sich selbst, auf dem Sie sich besonders gut gefallen, weil Sie so strahlen und glücklich aussehen? Genau dieses Foto kann der Anreiz für Sie sein, am besten für immer so glücklich und entspannt auszusehen. Von diesem Zeitpunkt an platzieren Sie diesen Zettel an einem Platz, an dem Sie leicht darauf zugreifen können, wenn Ihnen die Motivation zum Gesichtsyoga fehlt oder Sie mit dem Gedanken spielen, die Übungen heute mal ausfallen zu lassen ...

Sie sollten sich übrigens auch auf gar keinen Fall demotivieren lassen, falls Sie direkt nach der ersten Einheit keine sichtbaren Veränderungen feststellen können. Gesichtsyoga wirkt zwar sofort entspannend und wohltuend auf die Muskulatur und kann durchaus auch zum Beispiel auf unsere Gesichtskonturen einen positiven Einfluss haben und diese mehr definieren – allerdings sollte man bedenken, dass gerade der Muskelaufbau ein Prozess ist, der sich über mehrere Wochen erstreckt. Zudem dürfen Sie nicht vergessen, dass jeder Mensch wahnsinnig individuell ist und auch die Face-Yoga-Übungen bei jedem Menschen unterschiedlich schnell einen Effekt zeigen. Sie können sich jedoch sicher sein: Wenn Sie dranbleiben, werden Sie definitiv (früher oder später) deutliche Ergebnisse sehen!

Trainieren Sie das ganze Gesicht!

Dieser Ratschlag ist vor allem für Anfänger enorm wichtig: Trainieren Sie gerade zu Beginn Ihrer Gesichtsyoga-Reise das Gesicht ganzheitlich. Sie finden im weiteren Verlauf dieses Buches auch einen detaillierten Trainingsplan, der aufzeigt, weshalb es sinnvoll ist, gerade zu Beginn das ganze Gesicht zu trainieren. Natürlich kann man irgendwann auch den Fokus auf bestimmte „Problemzonen" bzw. Gesichtspartien legen. Vorab ist es dennoch empfehlenswert, damit zu beginnen, das komplette Gesicht mit den richtigen Übungen aufzubauen und zu stärken. Dadurch bekommen Sie ganz allgemein ein besseres Gefühl für die Übungen und Ihr Gesicht und werden von selbst merken, auf welche Gesichtspartien Sie in Zukunft den Fokus legen möchten.

Immer mit der Ruhe!

Als Einsteiger neigt man oft dazu, zu viel zu wollen. Gerade am Anfang ist man häufig höchst motiviert und manchmal auch ein wenig „übermotiviert". Das kann dazu führen, dass man es als Einsteiger gerne einmal übertreibt. Das kann allerdings leider auch gewaltig nach hinten losgehen: Man riskiert so nämlich Verletzungen und fehlerhafte Ausführungen. Diese Übermotivation am Anfang kann also schnell zum Gegenteil führen: Man verliert die Lust, weil man die Sache nicht richtig angegangen ist. Daher sei vor allem Einsteigern geraten: Immer mit der Ruhe! Dieser Leitspruch bezieht sich auf zwei Aspekte:

Zum einen sollten Sie die Übungen ruhig und gewissenhaft ausführen. Bevor Sie Übungen zu schnell (und damit meist auch fehlerhaft) ausführen, sollten Sie sie lieber zu langsam machen. Gerade am Anfang, wenn die Übungen noch nicht automatisiert sind, müssen Sie sich stark konzentrieren und besonders auf die richtige Ausführung achten. Das erfordert Ruhe und Gelassenheit. Hektik hat hier nichts zu suchen. Eine schnellere Ausführung hat ohnehin keinen Vorteil, daher sollten Sie stets die Ruhe bewahren. Außerdem neigen Anfänger oft dazu, es mit der Durchführungshäufigkeit und -dauer des Gesichtsyoga zu übertreiben. Auch das ist der häufigen Übermotivation am Anfang geschuldet. Damit tun Sie sich allerdings nicht unbedingt etwas Gutes. Orientieren Sie sich am Anfang bitte wirklich an dem Trainingsplan und bedenken Sie, dass Gesichtsyoga für Ihr Gesicht etwas komplett Neues und Ungewohntes ist, an das es sich erst einmal gewöhnen muss. Wer es am Anfang direkt übertreibt und zum Beispiel fünfmal täglich Face-Yoga macht, geht das Risiko ein, dass die Gesichtsmuskulatur komplett überfordert ist und sich sogar noch mehr verspannt als vor dem Gesichtsyoga. Mehr hilft mehr? Nicht beim Face-Yoga! Halten Sie sich daher an den Grundsatz:

Hinweis:
Schon wenige Minuten täglich sind ausreichend. Was viel wichtiger ist, ist die Regelmäßigkeit, mit der Sie Gesichtsyoga betreiben, und dass Sie auch nach ein paar Wochen noch motiviert sind und die Übungen anwenden.

Selbstreflexion!

Ein enorm wichtiger Punkt beim Face-Yoga ist die Selbstreflexion. Gerade Anfänger sollten es sich zu Herzen nehmen, sich immer wieder in Bezug auf die Ausführung der Übungen selbst zu reflektieren. Nur so können Fehler erkannt und in Zukunft vermieden werden. Aber was genau ist mit Selbstreflexion eigentlich gemeint? Gemeint ist damit in erster Linie, dass Sie Ihr Training regelmäßig einem ehrlichen, kritischen Blick unterziehen. Stellen Sie sich selbst die Frage, ob Sie die Übungen korrekt ausgeführt haben und ob Sie sich an den gegebenenfalls vorhandenen Trainingsplan gehalten haben. Zögern Sie auch nicht, einige Übungen nochmals nachzuschlagen und genau durchzulesen, falls Sie unsicher sind. Zur Selbstreflexion gehört auch, zu überprüfen, wie „wirksam" die Übungen sind. Hier ist natürlich eine Menge Geduld gefragt, da viele Effekte eben nicht sofort sichtbar sind, sondern erst nach regelmäßiger Anwendung in Erscheinung treten. Nehmen Sie sich immer wieder in regelmäßigen Abständen die Zeit, in den Spiegel zu schauen und zu entdecken, was sich in Ihrem Gesicht bereits verändert hat. Durch eine ehrliche Selbstreflexion kann man so auch für sich selbst feststellen, welche Zonen man in Zukunft noch regelmäßiger trainieren oder welche Übungen man in sein Programm übernehmen möchte.

Die Regelmäßigkeit macht's

Auf diesen wichtigen Punkt soll an dieser Stelle nochmals explizit eingegangen werden: Das Gesichtsyoga lebt von der Regelmäßigkeit, in der Sie es anwenden. Stundenlanges Massieren oder Trainieren ist nicht unbedingt wirksam – im Gegenteil: Wer es übertreibt, riskiert Verletzungen oder die Übermüdung von Muskeln. Stattdessen sollten Sie lieber auf weniger Trainingsminuten setzen und dafür regelmäßig trainieren. Am besten wäre es natürlich, wenn Sie täglich ein paar Face-Yoga-Übungen in Ihren Alltag einbauen. Auch wenn Sie einen sehr stressigen Alltag haben (oder besser gesagt: gerade dann!), sollten Sie sich täglich wenige Minuten Auszeit für Gesichtsyoga nehmen. Hierzu ist ein buddhistisches Sprichwort sehr passend, das wie folgt lautet:

„Meditiere jeden Tag 20 Minuten. Außer wenn du zu beschäftigt bist. Dann meditiere eine Stunde." – Zen-Spruch –

Natürlich ist Gesichtsyoga nicht mit Meditation gleichzusetzen. Dennoch ist die Kernbotschaft dieses Spruches klar: Gerade dann, wenn man besonders gestresst ist und denkt, man hätte nicht die nötige Zeit, sollte man einen Gang zurückschalten und sich die Zeit für sich selbst nehmen. Wie Sie ja bereits wissen, tut Gesichtsyoga nämlich nicht nur optisch etwas für uns, sondern auch geistig und seelisch.

Regeneration nicht vergessen

In einem der vorherigen Kapitel haben Sie ja bereits erfahren, weshalb Regeneration auch beim Gesichtsyoga so wichtig ist. Als Anfänger macht man oft den Fehler, dass man diesen Aspekt komplett vergisst (Stichwort: Übermotivation). Sie sollten daher unbedingt wissen, wie wichtig es ist, sich bewusst Regenerationspausen zu gönnen. Zwischen den verschiedenen Face-Yoga-Sessions sollten Sie ca. 24 Stunden vergehen lassen. In dieser Zeit können sich Ihre Muskeln optimal erholen und sind für das anstehende Training wieder bestens gewappnet. Sollten Sie das Gefühl haben, dass Sie noch mehr Regenerationszeit brauchen, ist das natürlich auch völlig in Ordnung. Gerade dann, wenn man ganz neu mit Gesichtsyoga beginnt und jede Übung für die Gesichtsmuskulatur ungewohnt ist, kann dies durchaus einmal passieren. Hören Sie hier gut auf Ihren Körper und gönnen Sie ihm die Pausen, die er braucht!

DIE RICHTIGE VORBEREITUNG – DAS SOLLTEN SIE BEACHTEN, BEVOR SIE LOSLEGEN

Nachdem Sie nun erfahren haben, was Sie als Anfänger beim Gesichtsyoga beachten sollten, erfahren Sie nun noch ein paar Dinge, die sowohl für Anfänger als auch für bereits Fortgeschrittene gelten. Es soll nun um die richtige Vorbereitung auf das Gesichtsyoga gehen – also um all die Dinge, die Sie beachten sollten, bevor Sie die eigentlichen Übungen durchführen.

Was macht die Vorbereitung eigentlich so wichtig?

Die richtige Vorbereitung aufs Gesichtsyoga hat gleich mehrere Vorteile: Zum einen stimmt sie Sie geistig auf das Anstehende ein, zum anderen erleichtert sie die Durchführung des Gesichtsyoga. Die richtige Vorbereitung nimmt fast keine Zeit in Anspruch und wird irgendwann komplett automatisiert ablaufen. Gerade Beginner sollten jedoch zur Einstimmung auf das Face-Yoga einige Vorbereitungen ganz bewusst treffen. Anbei finden Sie die wichtigsten Hinweise, die dafür sorgen, dass Ihr Gesichtsyoga-Training reibungslos ablaufen wird:

Die richtige Umgebung

Grundsätzlich können Sie Face-Yoga immer und überall durchführen. Diese Flexibilität ist einer der großen Vorteile des Gesichtsyoga. Rein theoretisch spricht nichts dagegen, die Übungen auch mal „zwischendurch" in der Mittagspause am Arbeitsplatz durchzuführen, zum Beispiel auch, um zu entspannen. Hier ist jeder Mensch anders und bevorzugt unterschiedliche Umgebungen. Grundsätzlich gilt jedoch: Suchen Sie sich zur Durchführung des Gesichtsyoga einen Ort, an dem Sie sich wohlfühlen und am besten auch ungestört sind. Das kann Ihr Badezimmer sein, Ihr Lieblingseck im Wohnzimmer oder auch Ihr kuscheliges Bett. Sie entscheiden, wo Sie sich am wohlsten fühlen und sich vorstellen können, Gesichtsyoga durchzuführen. Am besten wählen Sie eine Umgebung, in der es eine für Sie bequeme Sitzgelegenheit gibt. Wichtig ist jedoch: Egal, für welche Umgebung Sie sich entscheiden – Sie sollten dort wirklich zur Ruhe kommen können, um die Gesichtsyoga-Übungen auch gewissenhaft und ohne Hektik durchführen zu können. Bedenken Sie dabei, dass Face-Yoga auch der Entspannung dienen soll und hierbei die Umgebung keine unwichtige Rolle spielt. Zudem sollten Sie natürlich eine sichere Umgebung wählen und während des Gesichtsyoga zum Beispiel nirgends herumbalancieren, so dass eine zusätzliche Verletzungsgefahr entsteht.

Der richtige Zeitpunkt

Neben der richtigen Umgebung ist natürlich auch der richtige Zeitpunkt für das Gesichtsyoga ausschlaggebend. Grundsätzlich liegt dieser auch wieder in Ihrem Ermessen – allerdings hat es sich bewährt, die Übungen in die tägliche morgendliche oder abendliche Pflegeroutine zu integrieren. Morgens nach dem Aufstehen oder abends vor dem Zubettgehen verbringen wir ohnehin einige Zeit im Badezimmer, um unser Gesicht zu waschen, zu reinigen und zu pflegen. Dieser Zeitraum eignet sich perfekt, um auch direkt ein paar Face-Yoga-Übungen zu integrieren. Ein weiterer Vorteil: Das Gesicht ist zu diesem Zeitpunkt nicht oder nicht mehr voller Make-up, so dass die Übungen problemlos durchgeführt werden können. Noch besser als der Morgen eignet sich übrigens der Abend als Zeitpunkt der Wahl. Zum einen hat man hier meist keinen Zeitdruck und muss sich nicht beeilen, um rechtzeitig zur Arbeit zu kommen, was für das richtige Mindset beim Face-Yoga sehr negativ wäre. Zum anderen können so über Nacht Rötungen abklingen, die möglicherweise durch eine Gesichtsmassage entstanden sind. Außerdem können zu Hilfe genommene Pflegeprodukte über Nacht optimal einwirken und so ihre maximale Wirkung erzielen. Auch die Tatsache, dass sich unsere Haut über Nacht regeneriert, kommt der abendlichen Yoga-Routine zugute. Ein weiterer positiver Nebeneffekt des Gesichtsyoga am Abend ist der Fakt, dass Face-Yoga beruhigend wirkt und uns so hilft, zur Ruhe zu kommen, was sich natürlich wiederum positiv auf unseren Schlaf auswirkt. Am nächsten Morgen sind wir dadurch noch erholter und strahlen von innen und von außen.

Das richtige Mindset

Um beim Face-Yoga maximale Effekte zu erzielen, sollten Sie zudem auf das richtige Mindset achten. Doch was genau bedeutet das? Was mit dem richtigen Mindset gemeint ist: Sie sollten sich beim Face-Yoga voll und ganz auf das Hier und Jetzt konzentrieren und sich ganz bewusst die Zeit dafür nehmen. Wer ständig gehetzt ist und auch das Gesichtsyoga „schnell, schnell" hinter sich bringen will, tut sich damit keinen Gefallen. Bestimmte Face-Yoga-Übungen erfordern durchaus einen gewissen Grad an Konzentration. Zudem wissen Sie ja bereits, dass es wichtig ist, die Übungen im Zweifel lieber zu langsam und dafür richtig als zu schnell und falsch auszuführen. Vergessen Sie auch nicht, dass Gesichtsyoga nicht nur optisch etwas für uns tun kann, sondern eben auch geistig. Das kann allerdings nur dann funktionieren, wenn Sie mit dem richtigen Mindset an die Sache herangehen und sich auch richtig auf die Übungen einlassen können. Hierfür sollten Sie versuchen, Ihren Kopf möglichst „frei" zu bekommen – auch wenn das im stressigen Alltag eine echte Herausforderung sein kann. Wenn Ihnen das schwerfällt, sollten Sie Folgendes versuchen:

Gehen Sie vor dem Face-Yoga ganz bewusst in sich und nehmen Sie sich fest vor, sich für den Zeitraum der Übungen vom Alltagsstress zu verabschieden. Atmen Sie schließlich 10-mal tief ein und aus und zählen Sie dabei mit. Spüren Sie richtig tief in sich hinein und nehmen Sie jeden Atemzug ganz bewusst wahr. Versuchen Sie, sich auf nichts anderes als Ihre Atmung zu konzentrieren. Wenn Sie merken, dass Sie sich beruhigt haben, können Sie entspannt mit dem Gesichtsyoga beginnen.

Hygiene

Auch die Hygiene spielt bei der Vorbereitung aufs Face-Yoga eine wichtige Rolle. Schließlich soll sich durch Gesichtsyoga Ihr optisches Erscheinungsbild verbessern und nicht durch das Eindringen von Bakterien verschlechtern, indem zum Beispiel kleine Pickelchen entstehen. Aber keine Sorge – mit dem richtigen Knowhow können Sie das ganz einfach vermeiden.

Wichtig ist, dass Sie das Face-Yoga auf ungeschminkter Haut durchführen. Aus diesem Grund wird eine Durchführung am Abend oder am Morgen empfohlen, da man sich vor dem Zubettgehen oder nach dem Aufstehen ohnehin abschminkt bzw. nicht geschminkt ist. Das hat mehrere Gründe: Zum einen würden Sie Ihr Make-up durch die Übungen relativ schnell zerstören. Zum anderen sammeln sich auf unserer Make-up-Schicht über den Tag verteilt viele Bakterien an, die durch Face-Yoga nur tiefer in die Haut eingearbeitet werden würden.

Und zu guter Letzt: Es fühlt sich natürlich auch einfach nicht gut an, in einem geschminkten Gesicht herumzufassen. Aus diesem Grund sollten Sie vor dem Face-Yoga im besten Fall immer Ihr Gesicht gründlich und dennoch schonend reinigen. Am besten benutzen Sie hierfür eine schonende Reinigungsmilch oder Reinigungsöl. Wussten Sie, dass sich auch Öle, wie zum Beispiel Kokosöl oder Olivenöl, zum Abschminken und Reinigen eignen? Sie sind eine natürliche und sehr pflegende Alternative zu herkömmlichen Reinigungsprodukten. Zudem machen Sie die Haut wunderbar geschmeidig, was Ihnen beim Gesichtsyoga zusätzlich zugutekommt. Denn: Beim Gesichtsyoga sollte Ihre Haut nicht zu trocken sein. Sie sollten darauf achten, dass Sie die Übungen in Ihrem Gesicht möglichst geschmeidig durchführen können, so dass Sie sich dort nicht aufreiben oder auf unnötige Widerstände treffen.

Neben einem gereinigten Gesicht ist natürlich noch eine weitere Sache enorm wichtig: Hände waschen! Auf unseren Handflächen tummeln sich über den Tag verteilt tausende Bakterien – und die wollen wir natürlich nicht in unserem Gesicht haben. Deshalb ist das gründliche Händewaschen mit Seife vor dem Face-Yoga unerlässlich und absolut essentiell!

Auch in Bezug auf Hilfsmittel – zum Beispiel Gesichtsroller oder Gua-Sha-Steine – sollten Sie auf absolute Hygiene und Sauberkeit achten. Am besten reinigen Sie die Hilfsmittel direkt nach der Benutzung gründlich mit Seife und spülen Sie zur Vorbereitung auf das Face-Yoga nochmals kurz mit klarem Wasser ab. Dadurch haben zum einen Bakterien keine Chance, zum anderen landen so auch keine Seifenrückstände in Ihrem Gesicht.

Hilfsmittel nutzen und vorbereiten

Kommen wir nun ganz allgemein zur Benutzung von Hilfsmitteln beim Face-Yoga. Im weiteren Verlauf dieses Buches werden Sie dazu und zur Benutzung der einzelnen Hilfsmittel, wie zum Beispiel des Gua-Sha-Steins, noch mehr erfahren. An dieser Stelle sollen Sie jedoch den allgemeinen Hinweis erhalten, dass Sie vor dem Face-Yoga alle Hilfsmittel, die Sie einbeziehen wollen, griffbereit haben sollten. So ist gewährleistet, dass Sie nicht aus dem „Flow" kommen und Ihre Übungen ungestört fortsetzen können. Zu Hilfsmitteln zählen übrigens nicht nur Gesichtsroller oder der Gua-Sha-Stein, sondern auch Cremes oder Gesichtsöle, die in bestimmte Übungen eingebunden werden können. Zudem sollten Sie auch weitere Utensilien, wie zum Beispiel eine Sitzgelegenheit oder Matte, vorbereiten, insofern Sie Gebrauch davon machen möchten.

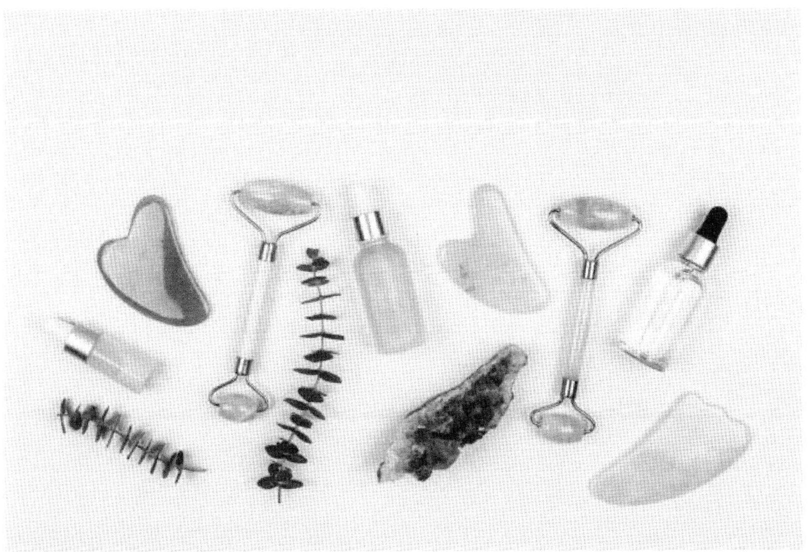

Hilfsmittel und wo sie zu finden sind

Besonders häufig kommen beim Gesichtsyoga sogenannte Gua-Sha-Steine oder spezielle Gesichtsroller zum Einsatz. Auch im weiteren Verlauf dieses Buches finden Sie Übungen hierzu. An dieser Stelle finden Sie einen kurzen Überblick dazu, wo Sie die entsprechenden Hilfsmittel finden bzw. kaufen können.

Der Gua-Sha-Stein

Was genau ist eigentlich ein Gua-Sha-Stein? Es handelt sich hierbei um einen wellenförmigen Stein, der in etwa die Größe einer Handfläche hat und aus Jade oder Quarz besteht. Er kommt beim Gesichtsyoga zum Einsatz, um das Gesicht zu massieren oder die Muskeln zu entspannen. Der Gua-Sha-Stein hat vor allem in der Traditionellen Chinesischen Medizin eine lange Tradition:

Er wird dort seit tausenden Jahren als ganzheitliches Konzept für Körper und Geist eingesetzt. Noch vor wenigen Jahren war es relativ schwierig, an einen solchen Stein in Deutschland zu kommen. Mittlerweile hat sich das zum Glück geändert und Gua-Sha-Steine sind sogar in fast allen Drogerien erhältlich. Besonders tief in die Tasche greifen muss man hierbei übrigens nicht. Gua-Sha-Steine sind in der Regel schon ab einem Preis von etwa 7 € erhältlich. Natürlich können Sie Gua-Sha-Steine auch im Internet bestellen oder in speziellen Yoga-Shops erwerben. Achten Sie beim Kauf jedoch unbedingt auf die Qualität des Produkts: Es sollte keine harten Kanten oder Bruchstellen haben und wirklich aus Quarz oder Jade und nicht aus Kunststoff oder Plastik bestehen.

Gesichtsroller

Bei einem Gesichtsroller oder auch Jaderoller handelt es sich um ein kleines, stiftförmiges Gerät, das entweder an beiden Seiten oder nur an einer Seite mit einer Rolle versehen ist. Gesichtsroller können aus verschiedenen Edelsteinen bestehen und werden beim Face-Yoga oder zur Gesichtsmassage angewandt. Sie wirken kühlend, entspannend, regen die Durchblutung an und helfen dabei, Giftstoffe aus dem Körper zu transportieren.

Mit den Gesichtsrollern verhält es sich sehr ähnlich wie mit dem Gua-Sha-Stein: Dadurch, dass Gesichtsroller in den letzten Jahren sehr in Mode gekommen sind, sind sie in fast allen Drogerien für einen kleinen Preis ab etwa 10 € erhältlich. Natürlich können sie ebenso übers Internet oder über spezielle Yoga-Shops erworben werden. Auch hier sollte auf gute Qualität, eine hochwertige Verarbeitung und das Material geachtet werden.

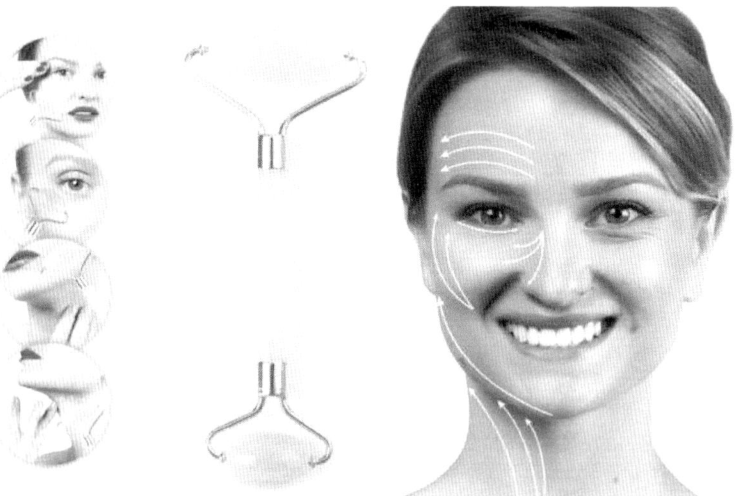

Weitere Vorbereitungen

Um die Face-Yoga-Übungen unbeschwert durchführen zu können, sollten Sie zudem noch auf ein paar weitere Details achten, die man häufig gar nicht auf dem Schirm hat. Sie können jedoch mit nur wenig Aufwand einen großen Unterschied machen und zu mehr Entspannung und einer ungestörten Gesichtsyoga-Session beitragen. Wichtig ist der Wohlfühlfaktor beim Face-Yoga. Achten Sie daher auch auf Dinge wie die richtige Zimmertemperatur. Sie sollten sich während des Face-Yogas völlig entspannen können und dabei keinesfalls frieren oder schwitzen. Um sich konzentrieren zu können, sollten Sie zudem Ihr Handy während des Face-Yogas stumm schalten. Am besten platzieren Sie Ihr Smartphone so, dass Sie es gar nicht erst während der Übungen in die Hand nehmen können. Zum einen hat dies den großen Vorteil, dass Sie so nicht abgelenkt werden und die wenigen Minuten komplett „handyfrei" genießen können, zum anderen tummeln sich auf unseren Smartphones unzählige Bakterien, die am besten nicht auf die Gesichtshaut gelangen sollten.

Hilfreich kann es zudem auch sein, ein Handtuch bereitzulegen, falls Sie mit Ölen oder Cremes arbeiten. Außerdem können Sie gerne für zusätzliche Entspannung leise Musik im Hintergrund laufen lassen. Greifen Sie hier am besten auf ruhige, meditative Musik zurück.

ENTLASTUNG DER GESICHTSMUSKULATUR IM ALLTAG LEICHT GEMACHT

Um beim Gesichtsyoga gute Erfolge zu erzielen, sollten Sie bereits im Alltag darauf achten, die Gesichtsmuskulatur zu entlasten. Auch dieser Aspekt kann als Vorbereitung für erfolgreiches Face-Yoga gesehen werden.

Wie kommt es zu Verspannungen der Gesichtsmuskulatur?

Wie Sie bereits gelernt haben: Das Gesicht ist bekanntlich der Spiegel unserer Seele. Das heißt: Auch geistige oder seelische Anspannungen spiegeln sich in unserem Gesicht wider. Unsere Gesichtsmuskeln reagieren meist sofort, wenn etwas nicht stimmt oder wir Stress und Anspannung verspüren. Besonders dann, wenn Gefühle unterdrückt werden (zum Beispiel dann, wenn wir im Berufsalltag unseren Ärger zurückhalten und „runterschlucken"), kann es zu Anspannungen im Kiefer- oder auch Nacken-Schulter-Bereich kommen. Nicht selten führt das zu Kopfschmerzen, Tinnitus, Augenproblemen, Schwindel, Fehlhaltungen oder Beschwerden im ganzen Körper.

Eines der häufigsten Probleme ist das sogenannte Zähneknirschen, das durch permanente Anspannung im Kieferbereich zustande kommt. Es dient oft als Ventil für Probleme. Wir kauen so im wahrsten Sinne des Wortes unsere Probleme durch. Das kann jedoch fatale Folgen haben und führt ganz sicher zu keiner Lösung der besagten Probleme. Ganz im Gegenteil: Zähneknirschen wirkt sich auf das gesamte Gesicht und schließlich auch auf unseren Körper negativ aus, so dass wir langfristig gesundheitlich darunter leiden.

Und auch das Face-Yoga kann seine volle Wirkung nicht entfalten, wenn wir den Rest des Tages mit einer verspannten Gesichtsmuskulatur verbringen. Zwar kann Face-Yoga an sich schon extrem hilfreich gegen Verspannungen sein – dennoch sollen Ihnen im Folgenden noch einmal ganz spezielle Übungen ans Herz gelegt werden, die Sie auch im Alltag und in akuten Stresssituationen (also außerhalb Ihrer Gesichtsyoga-Routine) anwenden können.

Was hilft gegen Verspannungen im Gesichtsbereich?

Bekanntlich ist Einsicht der erste Weg zur Besserung. Das gilt auch für Verspannungen der Gesichtsmuskulatur: Bevor Sie gegen die Verspannungen vorgehen, müssen Sie diese erst einmal aktiv erkennen. Hierzu finden Sie nun direkt eine kleine Achtsamkeitsübung:

Audiodatei 1

Anleitung Achtsamkeitsübung
Schließen Sie die Augen und legen Sie Ihre Hände ganz entspannt in Ihren Schoß. Finden Sie eine für Sie bequeme Sitzhaltung. Nun konzentrieren Sie sich ganz bewusst auf die Muskeln in Ihrem Gesicht. Welche Muskeln befinden sich gerade in Anspannung? Wenn Sie sich darauf ganz genau konzentrieren, werden Sie überrascht sein, wie „unentspannt“ Ihr Gesicht ist, obwohl Sie die Muskeln gerade gar nicht aktiv bewegen. Meist tendieren wir dazu, unsere Muskeln im Stirnbereich ohne ersichtlichen Grund anzuspannen (auch hierdurch können übrigens unerwünschte Mimikfalten entstehen) oder unsere Zähne aufeinanderzupressen. Jeder Mensch hat hier so seine eigenen „Ticks“. Lassen Sie sich nun einfach einmal „fallen“ und versuchen Sie, Ihr Gesicht komplett zu entspannen. Das ist nämlich gar nicht so einfach wie gedacht! Gehen Sie dabei vor Ihrem geistigen Auge von oben nach unten: Entspannen Sie erst Ihre Stirn ganz bewusst. Es folgen die Nasen- und Wangenpartie sowie die Muskeln um den Mund. Es kann gut sein, dass Sie sich dabei etwas albern vorkommen und Ihr Gesichtsausdruck so entspannt nicht sehr elegant wirkt. Diese Übung ist jedoch enorm wichtig, um überhaupt zu realisieren, unter welcher Anspannung unsere Gesichtsmuskeln den ganzen Tag überstehen.

Sollten Sie Probleme mit dem Entspannen haben, ist hier noch ein kleiner Tipp für Sie:

Tipp:
Führen Sie die Übung wie eben beschrieben durch. Um die Muskulatur jedoch komplett entspannen zu können, spannen Sie diese vorab maximal an. Runzeln Sie beispielsweise Ihre Stirn oder bewegen Sie Ihren Mund, um danach komplett zu entspannen.

Diese einfache Achtsamkeitsübung können Sie übrigens auch immer wieder in Ihren Alltag einbauen, wenn Sie zum Beispiel in Ihrem Gesicht eine Anspannung wahrnehmen.

Übungen zur Entspannung der Gesichtsmuskulatur im Alltag

Im Folgenden lernen Sie nun drei konkrete Übungen kennen, die gegen Verspannungen der Gesichtsmuskulatur helfen:

Übung 1: Einfach mal lockerlassen!

Wie wirkt diese Übung?
Diese Übung hilft Ihnen dabei, Ihr Gesicht und Ihre Gesichtsmuskulatur komplett zu entspannen und zu lockern.

Und so geht's:
Diese Übung können Sie entweder sitzend oder im Vierfüßlerstand (also auf Händen und Knien) ausführen. Wichtig ist bei beiden Varianten, dass Sie Ihren Kopf ganz locker nach vorne bzw. unten hängen lassen. Nun lockern Sie Ihr Gesicht sowie Ihren Kiefer ganz bewusst. Öffnen Sie dabei auch Ihren Mund ganz leicht und lassen Sie jede Anspannung los. Nun bewegen Sie Ihren Kopf ganz leicht und vorsichtig hin und her, so dass sich Ihre entspannten Muskeln im Gesicht leicht mitbewegen. Schütteln Sie Ihr Gesicht sozusagen aus und lassen Sie Ihre Wangen und Ihren Kiefer mit Hilfe Ihrer Kopfbewegungen mitschwingen. Achten Sie hierbei auch auf eine ruhige und entspannte Atmung. Gerne können Sie beim Ausatmen die Luft zusammen mit einem lang gezogenen Ton ausströmen lassen.

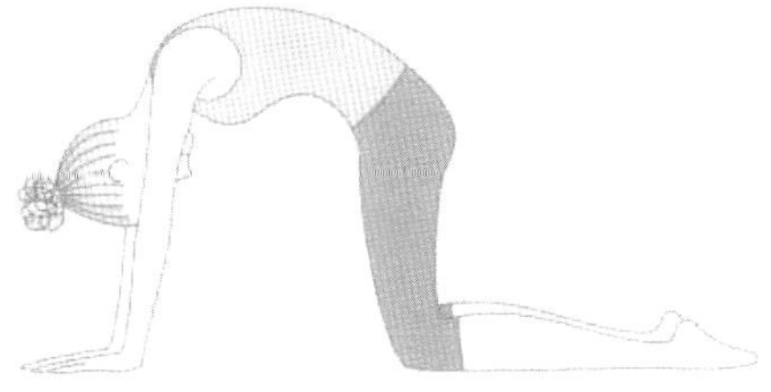

Übung 2: Das Gesicht ausklopfen

Wie wirkt diese Übung?
Bei dieser Übung entspannen Sie Ihre Gesichtsmuskeln mit Hilfe einer sanften Klopf-Massage. Zudem wird hierbei die Durchblutung angeregt. Wenn Sie die Übung bewusst und konzentriert ausführen, kann sie auch sehr zur geistigen Entspannung beitragen.

Und so geht's:
Setzen Sie sich bequem hin und schließen Sie gerne während der Durchführung Ihre Augen – das ist allerdings kein Muss. Neigen Sie nun Ihren Kopf leicht nach vorne. Anschließend benutzen Sie Ihre Fingerkuppen und klopfen mit diesen leicht Ihre Wangen aus. Gehen Sie hierbei immer von innen nach außen. Das heißt: Starten Sie bei den Mundwinkeln und „wandern" Sie dann in Richtung der Ohren bis hin zum Haaransatz. Wiederholen Sie das Klopfen ca. 10- bis 20-mal. Nach der Durchführung legen Sie Ihre Hände ganz entspannt in Ihren Schoß. Am besten legen Sie Ihre Handflächen dabei nach oben.
Es geht nun darum, die Übung nachzuspüren. Nehmen Sie ganz bewusst wahr, wie entspannt und vitalisiert sich Ihre Wangen nun anfühlen, und genießen Sie diesen Moment. Nun widmen Sie sich Ihrer Stirn und klopfen auch diese mit Ihren Fingerkuppen leicht aus. Arbeiten Sie sich auch hier von der Mitte aus nach außen vor. Bearbeiten Sie erst die untere, dann die mittlere und zuletzt die obere Stirnregion. Wiederholen Sie die Übung auch hier einige Male – eben so lange, wie es Ihnen selbst guttut. Auch hier legen Sie im Anschluss Ihre Hände bequem und entspannt in Ihren Schoß und spüren die Übung nach. Nehmen Sie ganz bewusst wahr, wie sich Ihre Stirn nun anfühlt, und atmen Sie dabei ruhig und entspannt ein und aus.

Übung 3: Kaumuskel-Massage

Wie wirkt diese Übung?

Diese Übung setzt in dem Bereich an, der bei besonders vielen Menschen regelmäßig verspannt ist: im Bereich der Kaumuskeln. Mit Hilfe einer sanften Massage soll die Kaumuskulatur gelockert und dadurch Verspannungen vorgebeugt werden.

Und so geht's:

Beginnen Sie diese Übung damit, Ihren Kaumuskel – den sogenannten „Musculus Masseter" – zu ertasten. Dieser verläuft vom unteren Kieferbereich bis hin zum Jochbein. Sie können den Muskel ganz einfach seitlich Ihrer Mundwinkel und unterhalb der Wangenknochen ertasten. Drücken Sie nun mit Ihrem Zeige-, Ring- und Mittelfinger an beiden Wangenseiten gleichmäßig gegen den Muskel. Um zu überprüfen, ob Sie Ihre Finger richtig positioniert haben, können Sie Ihren Mund leicht öffnen. Hierbei sollten Sie spüren, wie sich der Kaumuskel leicht hervorwölbt. Genau diesen Bereich beginnen Sie nun, zu massieren. Arbeiten Sie sich hierzu in kreisenden Bewegungen langsam bis zu den oberen Wangenknochen vor. Sie können hierbei gerne den Druck, den Sie auf die Region ausüben, variieren. Bewegen Sie auch Ihren Mund immer wieder, indem Sie diesen abwechselnd öffnen und schließen. Führen Sie die Massage für etwa 5 bis 10 Minuten aus.

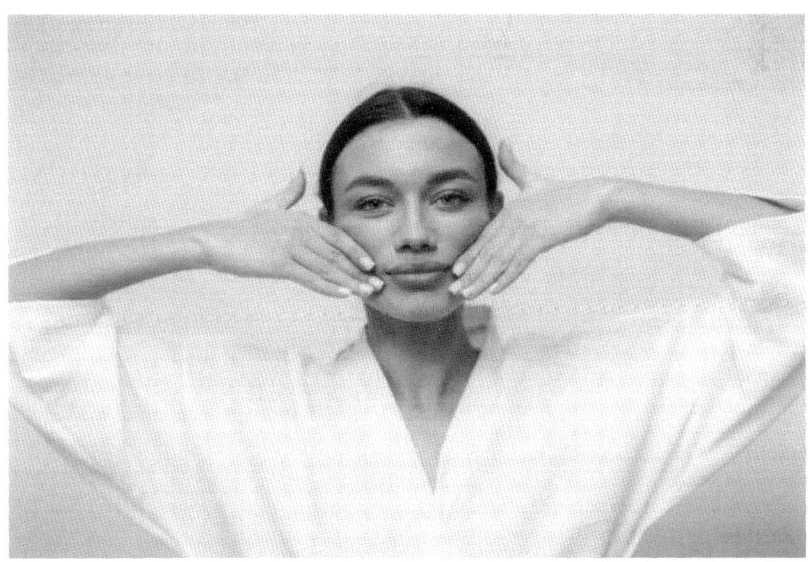

Was kann man im Alltag sonst noch für eine entspannte Gesichtsmuskulatur tun?
Die Anspannung unserer Gesichtsmuskulatur hat auch sehr viel mit Gewohnheiten zu tun, die man sich leicht abgewöhnen kann. Jeder Mensch ist unterschiedlich und hat dementsprechend auch eine individuelle Gesichtsmimik. Beobachten Sie sich am besten einmal selbst, wenn Sie sprechen, lachen oder nachdenken, um herauszufinden, welche Gewohnheiten Sie hier an den Tag legen.

In manchen Situationen ist es völlig normal, dass sich unser Gesicht stark bewegt und dabei Mimikfalten entstehen. Das ist zum Beispiel beim Lachen der Fall oder dann, wenn wir überrascht oder erstaunt sind. Viele Menschen neigen allerdings auch dazu, während des ganz normalen Sprechens ihre Stirn in Falten zu legen und die Augenbrauen nach oben zu ziehen. Dies hat nicht unbedingt etwas mit einem bestimmten Gesichtsausdruck zu tun, sondern ist tatsächlich lediglich eine unnütze Angewohnheit. Dadurch wird unsere Haut unnötig beansprucht und permanente Stirnfalten sind vorprogrammiert. Wenn Sie sich solche Angewohnheiten bewusst machen, können Sie jedoch auch ganz gezielt dagegen vorgehen und zum Beispiel in Zukunft ganz bewusst darauf achten, beim Sprechen Ihre Stirn zu entspannen. Am Anfang kostet dies sicherlich einige Anstrengung – nach einiger Zeit werden Sie jedoch feststellen, dass Sie gar nicht mehr bewusst darüber nachdenken müssen und den entspannten Zustand beim Sprechen ganz automatisch übernommen haben. Häufig gibt es im Alltag noch weitere Situationen, in denen wir unser Gesicht unnötig verziehen und „runzeln", zum Beispiel dann, wenn wir ohne Sonnenbrille in die Sonne schauen. Wir neigen dann natürlicherweise dazu, die Augen zusammenzukneifen und die Stirn zu runzeln, um unsere Augen vor zu viel Lichteinstrahlung zu schützen. Auch diese Gesichtsbewegungen können auf Dauer zu fest bestehenden Falten führen. Achten Sie also in Ihrem Alltag auf solche Kleinigkeiten und haben Sie zum Beispiel immer eine Sonnenbrille parat, um Ihre Augen – und auch Ihr Gesicht – zu schützen.

Ähnliches gilt auch für Brillenträger oder Menschen, die nicht gut sehen. Um das Sichtfeld zu erweitern oder einen bestimmten Gegenstand anzuvisieren und scharf zu stellen, werden oft die Augen zusammengekniffen oder die Stirn wird gerunzelt, wodurch Falten entstehen. Achten Sie hier lieber darauf, eine Brille mit passender Sehstärke zu tragen, oder suchen Sie einen Augenarzt auf, um eine Lösung für Ihr Seh-Problem zu finden. Auf Dauer schaden Sie nämlich nicht nur Ihrer Haut, sondern vor allem natürlich Ihren Augen.

Frauen legen vor allem Ihre Stirn auch gerne beim Schminken in Falten. Wenn die Mascara aufgetragen wird und der Blick nach oben geht, wird oft ganz automatisch auch die Stirn extrem gerunzelt. Einen wirklichen Sinn hat das Runzeln der Stirn hier nicht. Es handelt sich vielmehr um eine Angewohnheit, die auf Dauer zu starken Falten führen kann. Achten Sie also auch hier das nächste Mal darauf, Ihre Stirn bewusst zu entspannen. Sie werden merken: Es macht beim Auftragen der Mascara auch überhaupt gar keinen Unterschied.

Generell gilt: Lernen Sie, zu unterscheiden, wann die Bewegung der Stirn notwendig für Ihren Gesichtsausdruck ist und wann eben nicht. Hilfreich kann es hierfür auch sein, ganz bewusst zu „trainieren", dass sich die Augen und Augenbrauen unabhängig von der Stirn bewegen können. Auch hierfür finden Sie auf den nächsten Seiten entsprechende Übungen.

Mit den obenstehenden Lockerungsübungen sind Sie bestens gegen Gesichts- und Muskelverspannungen gewappnet. Sie helfen Ihnen, im Alltag zu entspannen und Ihre Gesichtsmuskulatur zu lockern. Nehmen Sie sich besonders in stressigen Situationen eine bewusste Auszeit, um Verspannungen wahrzunehmen und schließlich auch gezielt zu lockern. Sie werden sehen, dass Sie sich dadurch direkt wieder besser konzentrieren können und sogar Kopfschmerzen, die durch Verspannungen ausgelöst wurden, verschwinden. Außerdem beugen Sie so einer Überlastung der Gesichtsmuskulatur vor, was Ihnen beim Gesichtsyoga enorm zugutekommt.

Die 10 goldenen Regeln des Gesichtsyoga

Bevor es im Folgenden ans „Eingemachte" geht und Sie spezielle Übungen für jeden Gesichtsbereich kennenlernen, werden Ihnen nun noch einmal kurz und knapp und auf einen Blick die goldenen Regeln des Gesichtsyoga vorgestellt. Sie fassen die oben genannten Aspekte zusammen und werden durch einige zusätzliche Punkte ergänzt. Wenn Sie diese befolgen, kann (fast) nichts mehr schiefgehen!

- Achten Sie auf Hygiene! Waschen Sie vor und nach dem Gesichtsyoga gründlich Ihre Hände und achten Sie auch beim Einsatz von Hilfsmitteln auf Sauberkeit.
- Konzentrieren Sie sich! Sie sollten bei der Durchführung der Übungen komplett im „Hier und Jetzt" sein. Lassen Sie sich nicht ablenken und legen Sie Ihr Handy beiseite. Achten Sie zudem auf eine ruhige und tiefe Atmung.
- Führen Sie die Übungen richtig aus! Nur bei einer fachgerechten Ausführung der Übungen kann auch maximaler Erfolg versprochen werden. Achten Sie auch darauf, dass Sie die Hilfsmittel, wie zum Beispiel den Gua-Sha-Stein, richtig einsetzen.
- Trainieren Sie ganzheitlich! Achten Sie darauf, dass Sie alle Gesichtsbereiche trainieren, und vermeiden Sie „einseitiges" Training. Es ist dennoch möglich, den Fokus auf bestimmte Partien zu legen oder Schwerpunkte zu setzen. Hierzu gehört auch eine sinnvolle Kombination der Übungen.
- Hören Sie auf Ihren Körper und ignorieren Sie Schmerzen nicht! Falls Sie bei einer Übung Schmerzen verspüren oder sich unwohl fühlen, sollten Sie die

Übung langsam und sanft beenden. Machen Sie sich immer wieder bewusst, dass jeder Mensch anders ist und andere Grenzen hat. Akzeptieren und respektieren Sie Ihre eigenen Grenzen!

- Trainieren Sie regelmäßig! Sie sollten das Gesichtsyoga am besten täglich durchführen. Hierbei reichen schon wenige Minuten aus. Je regelmäßiger Sie trainieren, desto effektiver!
- Wenige Minuten täglich reichen! Nicht die Dauer der einzelnen Durchführungen ist entscheidend, sondern vielmehr die Regelmäßigkeit. Aus diesem Grund sind wenige Minuten täglich für maximalen Erfolg ausreichend.
- Bereiten Sie sich auf die Übungen vor! Sowohl körperlich als auch geistig können Sie sich auf die Face-Yoga-Session vorbereiten. Es gibt zudem spezielle Aufwärm- oder Lockerungsübungen, die vorab durchgeführt werden können.
- Pflegen Sie Ihr Gesicht und regenerieren Sie sich! Vergessen Sie nicht, Ihr Gesicht bzw. Ihre Haut reichhaltig zu pflegen und sich nach den Übungen ausreichend zu regenerieren. Hier lautet das Stichwort: gesunder Schlaf!
- Kehren Sie ruhig und entspannt in den Alltag zurück! Nehmen Sie sich nach der Durchführung der Übungen nochmals einige Minuten Zeit, um wieder im Alltag anzukommen, und gestalten Sie den Übergang in die Alltagswelt so angenehm und stressfrei wie möglich. Lassen Sie die Übungen gerne noch einige Zeit nachwirken und versuchen Sie so lange wie möglich, den entspannten Zustand aus dem Face-Yoga aufrechtzuerhalten.

Das Aufwärmen

Aufwärmen gehört beim Sport einfach dazu. Auch wenn wir beim Gesichtsyoga an unsere Belastungsgrenze gehen, stellen auch die Übungen beim Face-Yoga eine Belastung für die Muskulatur dar (nur so können Muskeln schließlich wachsen!). Beim Aufwärmen geht es darum, den Körper auf genau diese anstehende Belastung entsprechend vorzubereiten. Durch entsprechende Aufwärmübungen zirkuliert zudem das Blut schneller und die Muskeln werden besser mit Sauerstoff und Nährstoffen versorgt.

Wie lange sollte das Aufwärmen dauern?

Das Aufwärmen sollte nur einen kleinen Teil Ihres Gesichtsyoga-Trainings ausmachen. Wenn man davon ausgeht, dass Sie täglich etwa 10 bis 20 Minuten Gesichtsyoga durchführen, reicht es, wenn Sie für das Aufwärmen wirklich nur wenige Minuten (2 bis 3 Minuten sind in der Regel ausreichend) einplanen. Auch hier gilt: Hören Sie auf Ihren Körper! Es wird Tage geben, an denen Sie sowohl körperlich als auch mental länger brauchen werden, um sich auf das Face-Yoga einzustellen. An solchen Tagen können Sie sich auch gerne etwas mehr Zeit zum Aufwärmen geben. Generell gilt: Nach den Aufwärm-

Übungen sollten Sie ein gutes Gefühl haben und sich körperlich und geistig gut für die anstehenden Übungen gewappnet fühlen.

Wie viele Übungen sollte ich zum Aufwärmen durchführen?
Auch hier gibt es keine feste Anzahl. Um den zeitlichen Rahmen nicht zu sprengen, sind 1 bis 3 Übungen zum Aufwärmen empfehlenswert. Gerne können Sie die Übungen täglich variieren, um nicht nur Abwechslung in Ihr tägliches Training zu bringen, sondern auch, um immer wieder neue körperliche und muskuläre Reize zu setzen. An besonders stressigen Tagen – also dann, wenn Sie das Gefühl haben, dass es Sie einige Zeit kosten wird, bis Sie wirklich „abschalten" und sich aufs Face-Yoga konzentrieren können – können Sie dem Aufwärmen ruhig etwas mehr Zeit widmen und verschiedene Aufwärmübungen durchführen.

Zum Aufwärmen vor dem Gesichtsyoga eignen sich übrigens auch die oben beschriebenen Lockerungsübungen sehr gut. Im Folgenden finden Sie jedoch noch weitere Aufwärm-Übungen, die Sie vor dem Gesichtsyoga durchführen können.

Aufwärm-Übung 1: Dehnung

Wie wirkt diese Übung?
Bei dieser Übung steht die Dehnung der Gesichts- und Halsmuskulatur im Vordergrund.

Und so geht's:
Mit der rechten Hand greifen Sie über Ihren Kopf. Legen Sie nun Ihre Hand über das linke Ohr und ziehen Sie den Kopf vorsichtig in Richtung der rechten Schulter. Mit der linken Hand formen Sie nun eine Faust und klopfen mit dieser für etwa 20 Sekunden sanft vom Hals abwärts zu Ihrer Schulter. Diese Übung wiederholen Sie anschließend ebenso mit der anderen Seite.

Aufwärm-Übung 2: Pflegende Massage

Wie wirkt diese Übung?
Ihr Gesicht wird bei dieser Übung gedehnt, massiert und gepflegt.

Und so geht's:
Diese Übung eignet sich perfekt, um sie direkt mit der täglichen Pflege- bzw. Beauty-Routine zu verbinden. Benutzen Sie für die Übung Ihren Zeige-, Mittel- und Ringfinger und legen Sie diese jeweils links und rechts auf Ihre Wangen. Nun führen Sie in kreisenden Bewegungen sanft eine kleine Gesichtsmassage durch.
Sie können hierbei perfekt Ihre Tages- oder Nachtcreme oder ein pflegendes Öl in die Haut einarbeiten. Zum einen dringt das Produkt so noch tiefer in die Haut ein und kann seine pflegende Wirkung noch besser entfalten – zum anderen wird die Haut so schön geschmeidig und ist dadurch perfekt für die anstehenden Gesichtsyoga-Übungen vorbereitet.

Aufwärm-Übung 3: Vorbereitung der Muskeln

Wie wirkt diese Übung?
Bei dieser Übung werden alle Gesichtsmuskeln im Einzelnen auf anstehende Belastungen vorbereitet.

Und so geht's:
Für diese Übung benötigen Sie nicht Ihre Hände, sondern einfach nur die Muskelkraft Ihres Gesichtes. Starten Sie bei Ihrer Stirn: Runzeln und entspannen Sie diese abwechselnd. Spüren Sie tief in die Anspannung und die darauffolgende Entspannung hinein. Wiederholen Sie dieses Wechselspiel etwa 10-mal. Nun gehen Sie über zu Ihrer Augenpartie. Rollen Sie Ihre Augen langsam und sanft in kreisenden Bewegungen. Wechseln Sie dabei auch die Richtung. Kreisen Sie in jede Richtung etwa 20 bis 30 Sekunden. Nun gehen Sie über zu Ihrer Mundpartie. Formen Sie Ihren Mund zu einem kleinen „O", bei dem der Mund kaum geöffnet wird. Öffnen Sie Ihren Mund immer weiter, bis er maximal weit offen ist. Nun lassen Sie die Öffnung wieder kleiner werden. Wiederholen Sie diese Übung etwa 10-mal.

Aufwärm-Übung 4: ***Natural Face-Lift***

Wie wirkt diese Übung? Diese Übung sorgt für ein natürliches „Face-Lift", indem es die Gesichtskonturen definiert und strafft.

Und so geht's:
Legen Sie Ihre flachen Hände auf Ihre Schläfen. Nun ziehen Sie mit beiden Händen die Haut an den Schläfen leicht nach hinten. Währenddessen formen Sie mit Ihrem Mund ein „O" und lassen dabei Ihr Kinn fallen. Machen Sie dabei Ihr Gesicht so lang wie möglich. Nun halten Sie diese Position für einige Sekunden. Wiederholen Sie diese Übung für einen maximalen Effekt etwa fünf- bis zehnmal.

Übungen für das gesamte Gesicht

Nach dem Aufwärmen folgen nun Face-Yoga-Übungen für jede Gesichtspartie. Wie Sie die verschiedenen Übungen kombinieren können, erfahren Sie in dem untenstehenden Kapitel zum Thema „Trainingsplan". Übungen für das gesamte Gesicht sind jedoch immer ein guter Grundbaustein und vor allem für Anfänger bestens geeignet. Bei diesen Übungen wird der Fokus nicht auf eine bestimmte Gesichtspartie gelegt, sondern das gesamte Gesicht bzw. ein Großteil der Gesichtsmuskulatur wird beansprucht.

Die folgenden Übungen eignen sich also für jeden und sollten regelmäßig in Ihr Face-Yoga integriert werden. So können Sie sicherstellen, dass Sie keine Gesichtspartien vernachlässigen oder einseitig „trainieren". Gerade bei Anfängern ist eine ganzheitliche Anwendung wichtig und sinnvoll. Sie müssen bedenken, dass die Übungen und generell Face-Yoga für Ihr Gesicht etwas völlig Neues sind. Besonders Ihre Gesichtsmuskulatur ist die Anwendung noch nicht gewohnt.

Aus diesem Grund sollte das komplette Gesicht auf das Gesichtsyoga eingestellt werden – und das gelingt eben am besten mit ganzheitlichen Übungen für das gesamte Gesicht. Sie finden untenstehend eine Kombination aus Kräftigungs-, Dehn- und Massageübungen, die allesamt wohltuend und entspannend wirken und dabei Ihre Gesichtsmuskulatur stärken und Ihre Haut glätten.

Hinweis:
Denken Sie bei der Anwendung vorab an das Händewaschen und beginnen Sie Ihre Gesichtsyoga-Einheit am besten mit einer leichten Aufwärm-Übung.

Nach Durchführung einer oder mehrerer der ganzheitlichen Gesichtsübungen können Sie gezielt Übungen für bestimmte Regionen in Ihrem Gesicht einbauen. Da das Gesichtsyoga den zeitlichen Rahmen von 10 bis 20 Minuten täglich allerdings nicht sprengen sollte, ist es ratsam, sich hierbei auf 1 bis 2 zusätzliche Partien zu konzentrieren. Fortgeschrittene können gerne auch mehr Partien bearbeiten. Spezielle Übungen hierzu finden Sie auf den nächsten Seiten unter den entsprechenden Untertiteln.

Gesichts-Übung 1: *Mimikfalten adé*

Wie wirkt diese Übung?
Bei dieser Übung handelt es sich um eine Entspannungsübung, die Lach- und Mimikfalten glättet.

Und so geht's:
Formen Sie jeweils mit Ihrem Daumen und Ihrem Zeigefinger mit beiden Händen ein „C“. Legen Sie nun beide Hände in dieser Formation und mit ein wenig Druck um Ihre beiden Augen herum. Ihre Hände formen dabei sozusagen eine „Brille“. Achten Sie darauf, dass Ihre Zeigefinger über den Augenbrauen und Ihre Daumen auf den Wangenknochen liegen. Öffnen Sie Ihre Augen nun bewusst weit und versuchen Sie, Ihre Augenbrauen zu heben. Machen Sie das ruhig etwas „übertrieben“, so dass Ihr Gesichtsausdruck „erschrocken“ aussieht. Versuchen Sie, diesen Ausdruck beim ersten Mal für etwa drei bis vier Sekunden zu halten, bis Sie sich wieder entspannen. Nun wiederholen Sie die Übung weitere drei Male. Halten Sie die Position dieses Mal jedoch etwas länger, für etwa 10 Sekunden.

Gesichts-Übung 2: *Wachmacher*

Wie wirkt diese Übung?
Diese Übung „weckt“ Ihr ganzes Gesicht auf und macht Ihre Muskeln munter, da es hier um schnelle Bewegungen in Kombination mit Muskelanspannung und -entspannung geht. Zudem kann die Übung zur Reduktion von Gesichtsfalten – ganz besonders im Stirnbereich – beitragen.

Und so geht's:
Ziehen Sie Ihr Gesicht so richtig zusammen: Spannen Sie dabei Ihre Stirn und Ihren Mund an und kneifen Sie auch Ihre Augenbrauen zusammen, so dass sich die typische Zornesfalte abzeichnet. Auch Ihre Nase darf bei dieser Übung gerümpft werden. Ihr Gesicht sollte komplett unter Spannung stehen und nach „innen“ ziehen. Halten Sie den Zustand der Anspannung für etwa 10 Sekunden. Reißen Sie Ihre Augen weit auf und auch Ihr restliches Gesicht öffnet sich. Ihr Gesichtsausdruck sieht nun so aus, als wären Sie überrascht. Auch diese Position halten Sie für 10 Sekunden. Wiederholen Sie die Übung insgesamt fünfmal.

Gesichts-Übung 3: *Kleine Abkühlung*

Wie wirkt diese Übung?
Diese Übung sorgt im wahrsten Sinne des Wortes für eine kleine Abkühlung in Ihrem Gesicht. Sie wirkt entspannend, revitalisierend und glättend. Zudem wird Ihr Gesicht nach der Durchführung dieser Übung definierter wirken.

Zusätzliche Utensilien:
Gesichtsroller

Und so geht's:
Bereiten Sie diese Übung vor, indem Sie Ihren Gesichtsroller gut gereinigt und am besten über Nacht in den Kühlschrank legen. Zum Zeitpunkt der Anwendung ist der Gesichtsroller nun angenehm kühl und einsatzbereit. Spülen Sie den Gesichtsroller vor der Anwendung kurz mit kaltem, klarem Wasser ab und trocknen Sie diesen mit einem sauberen Handtuch ab. Achten Sie zudem darauf, dass Ihr Gesicht nicht zu trocken ist, und cremen Sie es bei Bedarf mit einer leichten, feuchtigkeitsspendenden Gesichtscreme ein. Nun beginnen Sie, mit dem Gesichtsroller über Ihr Gesicht zu fahren. Hier gilt die goldene Regel: immer von innen nach außen! Nur so können Wassereinlagerungen oder Abfallstoffe aus unserem Gesicht geleitet werden. Beginnen Sie bei Ihrer sogenannten „Jawline“ – zu Deutsch: Kinnlinie – und fahren Sie mit dem Roller von innen, beginnend bei Ihrem Kinn, nach außen in Richtung Ihrer Ohren. Führen Sie diese Bewegung auf jeder Gesichtsseite etwa zehnmal durch. Nun setzen Sie Ihren Gesichtsroller etwas höher neben Ihren Nasolabialfalten an. Auch von hier aus wandern Sie pro Seite etwa zehnmal nach außen. Fahren Sie nach demselben Prozedere unter Ihren Augen fort. Einige Gesichtsroller haben hierzu auf einer Seite eine kleinere Rolle, die sich optimal für Augenringe eignet. Abgeschlossen wird die Übung auf der Stirn. Setzen Sie den Gesichtsroller oberhalb der Augenbraue an und fahren Sie damit schräg nach außen/oben. Wiederholen Sie auch diesen Vorgang auf beiden Seiten je zehnmal.

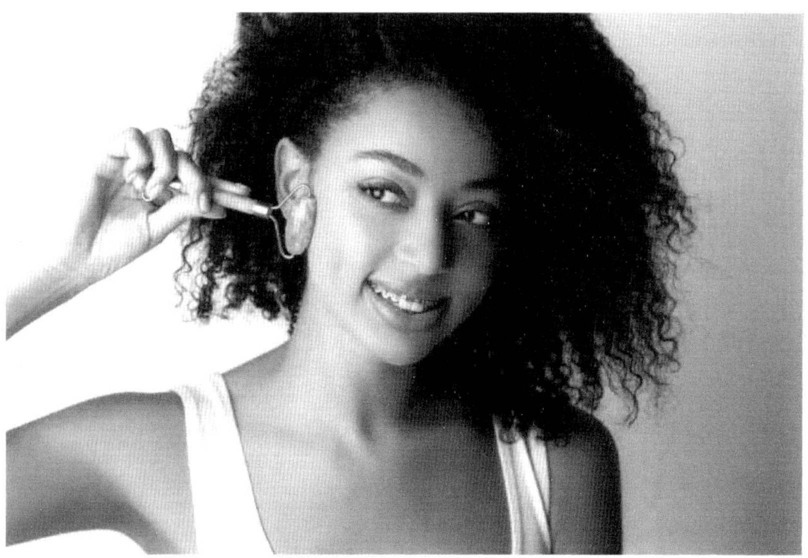

Alternative ohne Gesichtsroller

Sie besitzen keinen Gesichtsroller? Keine Sorge! Die obenstehende Übung lässt sich auch mit unseren bloßen Händen durchführen. Waschen Sie hierfür Ihre Hände vorab gründlich und nach Belieben mit kaltem Wasser, um einen Kühlungseffekt im Gesicht zu haben.

Formen Sie nun mit Ihren Händen eine Faust. Ihre wellenförmigen Fingerknöchel, die dabei deutlich hervortreten, dienen nun als „Werkzeug", mit dem Sie ähnlich wie mit dem Gesichtsroller über Ihr Gesicht fahren.

Setzen Sie Ihre Knöchel wie oben beschrieben stets innen an und wandern Sie dann mit leichtem Druck nach außen. Arbeiten Sie sich wie oben beschrieben von unten nach oben vor und berücksichtigen Sie dabei beide Gesichtshälften.

Gesichts-Übung 4: *Regenschauer*

Wie wirkt diese Übung?
Diese Übung lockert Ihr Gesicht und Ihre Muskeln und bereitet Sie damit perfekt auf weitere Übungen vor. Zudem glättet sie kleine Fältchen und wirkt entspannend.

Und so geht's:
Für die Durchführung dieser Übung benötigen Sie lediglich Ihre Fingerkuppen. Mit diesen klopfen Sie nun sanft über Ihr komplettes Gesicht, so dass es sich anfühlt, als würden kleine Regentropfen auf Sie herabprasseln: Arbeiten Sie sich auch hier von innen nach außen und von unten nach oben vor. Beziehen Sie bei der Übung auch Ihren Hals und Ihr Dekolleté ein. Gerne können Sie auch über Ihre Kopfhaut gehen. Führen Sie die Übung für mindestens zwei Minuten aus. Gerne kann die Übung auch länger durchgeführt werden oder nach einer beliebigen Face-Yoga-Übung zwischendurch zur Auflockerung eingesetzt werden.

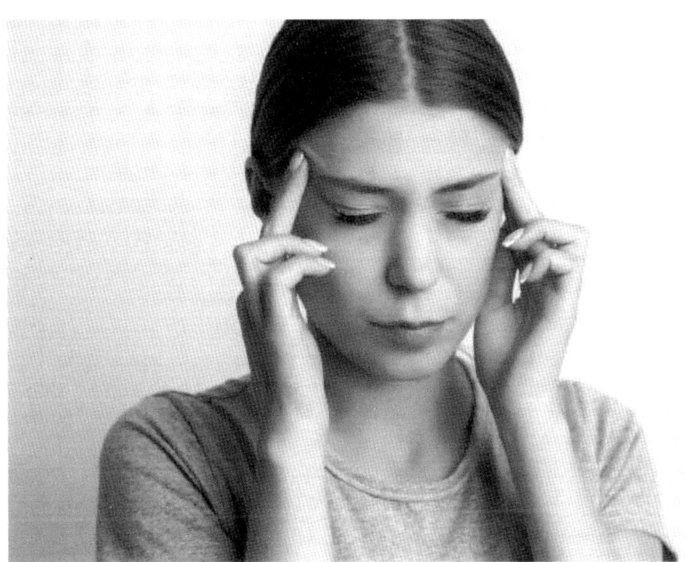

Gesichts-Übung 5: *Zupfmassage*

Wie wirkt diese Übung?
Diese Übung regt die Durchblutung an und sorgt für eine Auflockerung Ihres Gesichtes. Zudem werden feine Linien geglättet.

Und so geht's:
Bei dieser Übung führen Sie eine sogenannte „Zupfmassage" durch. Hierfür arbeiten Sie sich wie bereits bekannt von innen nach außen und unten nach oben in Ihrem Gesicht vor. Benutzen Sie für die Übung Ihren Zeigefinger und Daumen und greifen Sie damit Ihre Haut. Zupfen Sie diese nun vorsichtig und lassen Sie die Haut wieder langsam aus Ihren Fingern zurückgleiten. Führen Sie die Zupfmassage in Ihrem kompletten Gesicht durch. Sie können entweder beide Gesichtshälften gleichzeitig mit Ihren beiden Händen bearbeiten oder nacheinander.

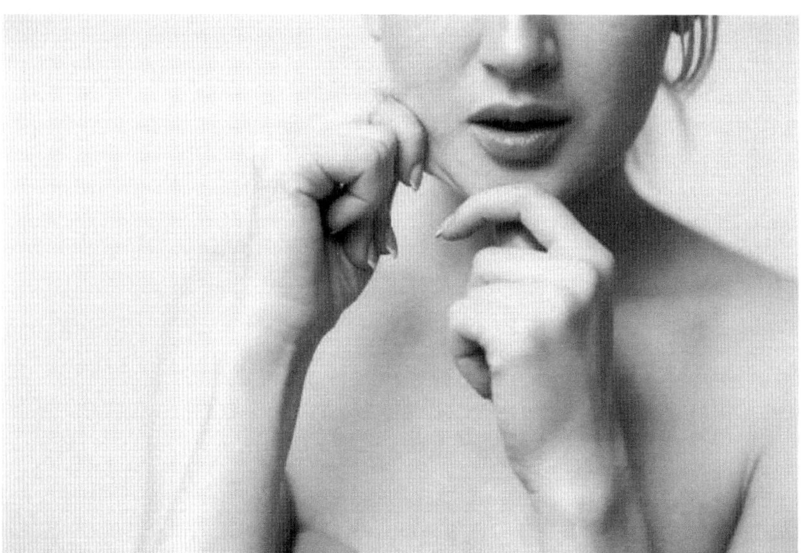

Gesichts-Übung 6: *Faltenbekämpfer*

Wie wirkt diese Übung?Diese Übung hat es ganz bewusst auf sämtliche Falten im ganzen Gesicht abgesehen. Falten werden mit Hilfe dieser Anwendung gezielt „bekämpft".

Zusätzliche Utensilien:
Gesichtscreme oder -öl

Und so geht's:
Legen Sie sich für diese Übung eine reichhaltige Pflegecreme oder ein entsprechendes Gesichtsöl bereit. Nun widmen Sie sich den optisch stark sichtbaren Falten und Linien in Ihrem Gesicht. Hierbei kann es sich zum Beispiel um quer liegende Stirnfalten handeln – dies ist natürlich sehr individuell und von Mensch zu Mensch unterschiedlich. Tragen Sie nun eine perlengroße Menge Ihrer Creme oder Ihres Öls auf Ihren Finger auf. Arbeiten Sie die Creme bzw. das Öl nun in kreisenden Bewegungen in die Falte ein. Dabei können Sie gerne Ihre Augen schließen. Nun „massieren" Sie die Falte, indem Sie in „Zickzack"-Bewegungen darüberfahren. Wiederholen Sie diesen Vorgang pro Falte 10-mal und gehen Sie dann zu einer weiteren Partie bzw. Falte im Gesicht über, die Sie entsprechend behandeln möchten. Hintergrund der Übung ist folgender: Wie Sie bereits wissen, entstehen viele Falten durch unsere alltägliche Mimik im Gesicht. Oft stehen die Gesichtsregionen, in denen deutliche Mimikfalten zu finden sind, unter besonderer Anspannung. Die Massage wirkt in Kombination mit der Creme bzw. dem Öl entspannend für die betroffene Region und sorgt dafür, dass der Zug von der Haut an dieser Stelle genommen wird. Die Haut kann durch Ihre Bewegungen im wahrsten Sinne des Wortes „entknittert" werden, wodurch die Falte an Tiefe verliert und weniger sichtbar wird. Die besten Ergebnisse erzielen Sie bei regelmäßiger Anwendung.

Übungen für die Stirn

Die Stirn ist die Gegend in unserem Gesicht, in der das Alter oft als Erstes sichtbar wird. Oft zeichnen sich dort nämlich die ersten Mimikfalten ab – und das auch schon in sehr jungen Jahren. Das liegt daran, dass unsere Stirn täglich viel in Bewegung ist – zum Beispiel dann, wenn wir Erstaunen, Wut oder Angst ausdrücken. Gerne wird die Stirn dann gerunzelt oder die Augenbrauen werden hoch- oder zusammengezogen, so dass Falten entstehen.

In jungen Jahren verschwinden diese gemeinsam mit dem Gesichtsausdruck wieder. Mit zunehmendem Alter funktioniert das jedoch leider immer schlechter: Unsere Haut steckt die Beanspruchung altersbedingt immer weniger gut weg. Zudem wurden bestimmte Bewegungen irgendwann so oft ausgeführt und die Falten dadurch so oft gebildet, dass sie sich nicht mehr vollständig zurückbilden und die Falte auch in entspanntem Zustand sichtbar bleibt. Vergleichbar ist das mit einem Stück Stoff: Ein glattes Stück Stoff, das man ein- oder zweimal zerknüllt und wieder auseinanderfaltet, bleibt meist dennoch glatt. Lässt man es jedoch über einen längeren Zeitraum völlig zerknittert herumliegen, ist die Wahrscheinlichkeit hoch, dass die so entstandenen Falten bleiben und sich im Stoff „einprägen". Sie lassen sich also nicht mehr so leicht glatt streifen. Ähnlich ist es eben auch mit unserer Haut: Je öfter wir sie „zerknittern" und in Falten werfen, desto wahrscheinlicher ist es, dass sich Falten dauerhaft abzeichnen. Vor allem unsere Stirn ist hierfür sehr anfällig und sollte daher beim Face-Yoga eine besondere Beachtung finden. Wenn Sie einige Seiten zurückblättern, finden Sie einige Tipps und Übungen zur Muskelentspannung im Alltag. Diese können im Bereich der Mimikfalten auf der Stirn sehr hilfreich und effektiv sein und sogar der Entstehung dieser vorbeugen.

Ganz spezielle Übungen für die Stirn finden Sie nun auf den nächsten Seiten. Diese können Sie nach Bedarf regelmäßig und gezielt in Ihr Gesichtsyoga einbauen.

Stirn-Übung 1: *Big Eyes*

Wie wirkt diese Übung?

Diese Übung zielt bewusst auf den Muskelaufbau im Stirnbereich ab und ist dabei unkompliziert und einfach anwendbar.

Und so geht's:

Nehmen Sie eine entspannte Sitzhaltung ein und legen Sie den Fokus nun auf Ihre Stirn. Öffnen Sie Ihre Augen nun weit und machen Sie sie so groß wie möglich. Achten Sie hierbei allerdings darauf, dass Sie nicht Ihre Stirn runzeln! Falls Ihnen dies schwerfällt, können Sie Ihre Hand flach auf die Stirn legen und so ein Runzeln verhindern. Fixieren Sie nun mit Ihren Augen einen festen Punkt am Horizont und halten Sie diese Position für etwa 10 Sekunden.
Legen Sie danach eine bewusste Entspannungspause ein, bevor Sie die Übung wiederholen. Optimal sind vier Wiederholungen.

Für Fortgeschrittene:

Falls Sie schon etwas geübter sind, können Sie die Übung leicht abändern und bei der Durchführung keinen festen Punkt fixieren, sondern versuchen, mit Ihren Augen nach oben zu schauen. Natürlich sollte Ihre Stirn auch hierbei komplett entspannt bleiben.

Stirn-Übung 2: Krafttraining für die Stirn

Wie wirkt diese Übung?
Auch diese Übung zielt bewusst auf den Muskelaufbau im Stirnbereich ab und kräftigt die Muskulatur.

Und so geht's:
Setzen Sie sich entspannt hin und schließen Sie Ihre Augen. Achten Sie bewusst darauf, dass Ihre Stirn entspannt ist, bevor Sie mit der Übung beginnen.
Nun heben und senken Sie abwechselnd Ihre Augenbrauen mit voller Kraft, so dass Ihre Stirnmuskulatur beansprucht wird. Heben und senken Sie die Augenbrauen zehnmal, bevor Sie eine Pause einlegen und die Stirnmuskulatur wieder bewusst entspannen. Achten Sie hierbei auch auf eine ruhige und entspannte Atmung.
Anschließend wiederholen Sie die Übung noch zwei weitere Male. Vergessen Sie auch hier nicht, zwischendurch eine kurze Pause zur Muskelentspannung einzulegen.

Stirn-Übung 3: *Goodbye Zornesfalte*

Wie wirkt diese Übung?
Diese Übung wirkt gezielt gegen die sogenannte Zornesfalte.

Und so geht's:
Legen Sie Ihre beiden Zeigefinger jeweils auf den höchsten Punkt Ihrer Augenbraue. Dieser ist meist relativ in der Mitte der Braue. Die Finger sollten mit einem leichten Druck aufliegen. Nun ziehen Sie Ihre Augenbrauen zueinander, so dass die Zornesfalte entsteht. Gleichzeitig ziehen Sie mit Hilfe Ihrer Finger die Augenbrauen nach außen und somit auseinander. Ihre Stirnmuskeln arbeiten nun also gegen die Kraft Ihrer Finger. Ziehen Sie die Augenbrauen immer weiter auseinander und entspannen Sie dabei langsam Ihre angespannten Gesichtsmuskeln, so dass sich die Zornesfalte wieder glättet. Wiederholen Sie diese Übung insgesamt fünfmal.

Stirn-Übung 4: Tanz der Augenbrauen

Wie wirkt diese Übung?
Diese Übung kann helfen, die Muskeln in der Stirn zu entspannen und die Durchblutung zu verbessern, was dazu beitragen kann, Stirnfalten zu reduzieren.

Und so geht's:
Beginnen Sie damit, sich aufrecht hinzusetzen oder auf einen Stuhl zu stellen. Achten Sie darauf, dass Ihr Rücken gerade ist und Ihre Schultern entspannt sind. Legen Sie Ihre Hände auf Ihre Oberschenkel und entspannen Sie Ihren ganzen Körper. Atmen Sie tief ein und aus, um sich zu entspannen. Heben Sie Ihre rechte Hand und legen Sie den Zeigefinger und den Mittelfinger auf Ihre Stirn, sodass sie parallel zu Ihren Augenbrauen liegen. Üben Sie nun sanften Druck mit den Fingern auf Ihre Stirn aus und ziehen Sie Ihre Stirnmuskeln sanft nach unten. Während Sie den Druck beibehalten, heben Sie Ihre Augenbrauen so weit wie möglich an, bis Ihre Stirn Falten bildet. Halten Sie diese Position für etwa 5 Sekunden und lassen Sie dann langsam den Druck auf Ihre Stirn los. Wiederholen Sie diese Übung 10- bis 15-mal. Nachdem Sie die Übung mit der rechten Hand durchgeführt haben, wechseln Sie zur linken Hand und wiederholen den Vorgang.

Stirn-Übung 5: *Sanfter Druck*

Wie wirkt diese Übung?
Diese Übung zielt darauf ab, die Stirnmuskeln zu kräftigen und zu straffen, um das Erscheinungsbild von Stirnfalten zu reduzieren.

Und so geht's:
Setzen Sie sich bequem hin oder stehen Sie aufrecht mit entspannten Schultern. Legen Sie Ihre Handflächen auf beide Seiten Ihrer Stirn, sodass Ihre Finger nach außen zeigen und Ihre Handflächen Ihre Stirn bedecken. Drücken Sie Ihre Handflächen sanft gegen Ihre Stirn und versuchen Sie, Ihre Stirn gegen den Widerstand Ihrer Hände nach hinten zu drücken. Halten Sie diese Spannung für etwa 5 bis 10 Sekunden, während Sie ruhig und gleichmäßig atmen. Lassen Sie dann den Druck langsam los und entspannen Sie Ihre Stirn. Wiederholen Sie diese Übung etwa 10- bis 15-mal. Nachdem Sie die Übung mit der rechten Hand durchgeführt haben, wechseln Sie zur linken Hand und wiederholen den Vorgang.

Stirn-Übung 6: Entspannung der Zornesfalte

Wie wirkt diese Übung?
Diese Übung zielt darauf ab, die Muskeln um die Zornesfalte herum zu aktivieren und zu straffen.

Und so geht's:
Setzen oder stellen Sie sich aufrecht hin und entspannen Sie Ihren Körper. Legen Sie den Zeigefinger jeder Hand auf die Innenseite Ihrer Augenbrauen, nahe der Nasenwurzel. Üben Sie sanften Druck mit Ihren Fingern aus und bewegen Sie sie langsam nach außen entlang Ihrer Augenbrauen. Während Sie den Druck beibehalten, ziehen Sie Ihre Augenbrauen langsam nach oben, so dass Sie eine leichte Spannung in der Stirn spüren. Halten Sie diese Position für etwa 10 Sekunden und konzentrieren Sie sich auf die Anspannung in den Muskeln Ihrer Stirn. Lassen Sie dann den Druck langsam los und entspannen Sie Ihre Stirn. Wiederholen Sie diese Übung etwa 10- bis 15-mal.

Übungen für die Augen

Lachfalten sind völlig normal und erzählen von einem erfüllten und fröhlichen Leben. Sie bilden sich bei fast jedem Menschen – und das auch schon in jungen Jahren. Zu einem Zeichen des Alterns werden sie erst dann, wenn sie nicht nur beim Lachen unser Gesicht zieren, sondern dauerhaft bestehen bleiben. Mit zunehmendem Alter bilden sich rund um unsere Augen sogenannte Krähenfüße. Gemeint sind damit die dünnen Linien, die sich von unserem äußeren Augenwinkel oft fast bis hin zum Haaransatz ziehen. Diese Fältchen lassen unser Gesicht oft „verknittert" wirken.

Aber keine Sorge: Für Sie heißt das natürlich nicht, dass Sie von nun an nicht mehr lachen dürfen. Schließlich ist Lachen bekanntlich gesund und macht glücklich! Ihre Lachfalten können Sie auf eine ganz andere Art und Weise loswerden – und zwar ganz natürlich und unkompliziert mit den entsprechenden Übungen!

Augen-Übung 1: Entspannte (Augen-) Partie

Wie wirkt diese Übung?
Diese Übung sorgt dafür, dass Sie Ihre Augen und die darum liegende Muskulatur entspannen können und Falten geglättet werden. Zudem wird so die Durchblutung angeregt.

Und so geht's:
Führen Sie Ihre Hände in sanften Klopfbewegungen um Ihre Augen herum. Fangen Sie mit der Klopfmassage in Ihren inneren Augenwinkeln an und arbeiten Sie sich erst unter den Augen von innen nach außen vor und anschließend über den Augen. Klopfen Sie auch Ihre Augenbrauen sanft von innen nach außen aus. Wiederholen Sie diesen Vorgang dreimal. Abschließend üben Sie mit Ihren Zeigefingern auf beiden Augen im inneren Augenwinkel leichten Druck aus, indem Sie Ihre Fingerkuppe dort platzieren. Dieser Druck sollte bei Ihnen ein wohltuendes Gefühl auslösen und für Entspannung sorgen.

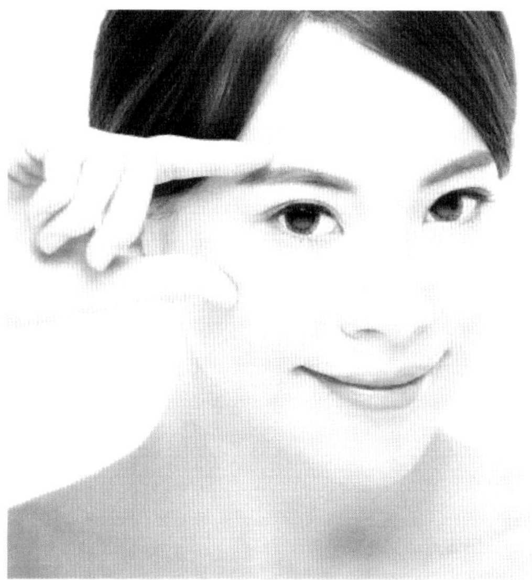

Augen-Übung 2: Hängende Unterlider

Wie wirkt diese Übung?
Diese Übung wirkt effektiv gegen Unterlider, die durch das Alter erschlafft sind und „hängen".

Und so geht's:
Legen Sie für diese Übung Ihre beiden Zeigefinger jeweils quer unter Ihre beiden Augen. Die Finger sollten dabei so positioniert sein, dass sie mit der Fingerspitze zur Nase zeigen. Achten Sie darauf, dass Sie leichten Druck mit den Fingern ausüben und die Unterlider dadurch fixiert werden. Nun richten Sie Ihren Blick nach oben und zwinkern so schnell wie möglich für eine Dauer von etwa 30 Sekunden. Die Übung sollte insgesamt dreimal wiederholt werden.

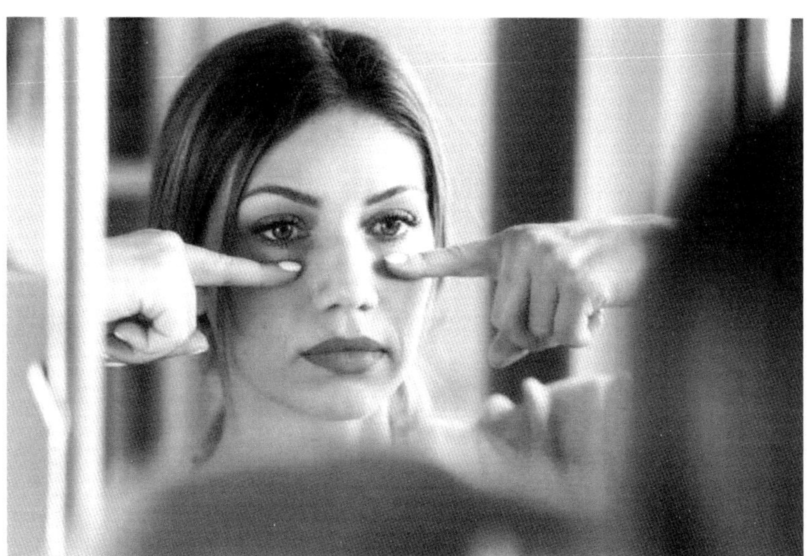

Augen-Übung 3: Falten unter den Augen

Wie wirkt diese Übung?
Diese Übung zielt bewusst auf die Bekämpfung von Querfalten unter den Augen ab, unter denen viele Menschen mit zunehmendem Alter leiden.

Und so geht's:
Für diese Übung benötigen Sie erneut Ihren Zeigefinger. Waschen Sie daher vor der Durchführung unbedingt Ihre Hände gründlich. Nun legen Sie Ihren Zeigefinger auf das Unterlid Ihres rechten Auges. Bewegen Sie den Finger nun kräftig hin und her, so dass sich Ihr Unterlid mitbewegt. Führen Sie die Übung für etwa 30 Sekunden aus und wechseln Sie dann zu Ihrem linken Auge. Wiederholen Sie die Übung mindestens zehnmal.

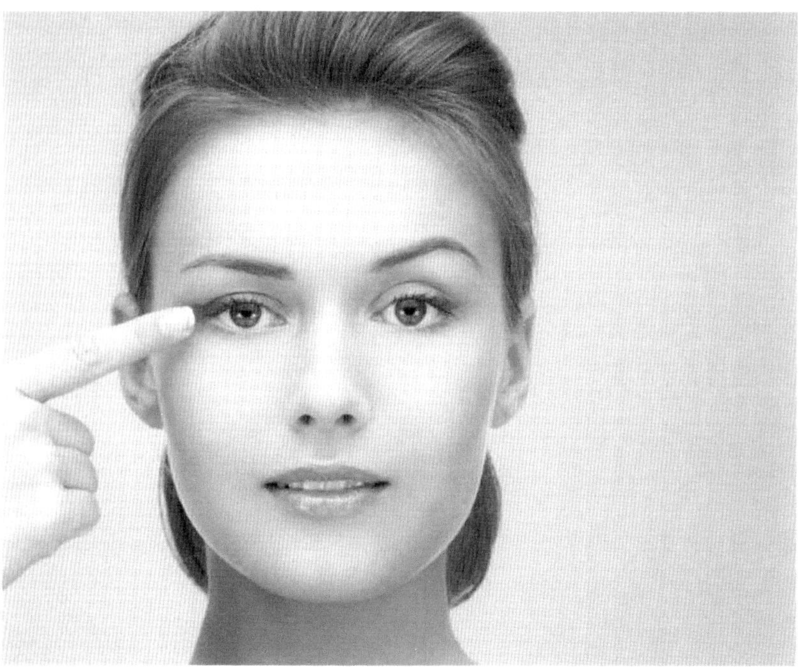

Augen-Übung 4: Unerwünschte Krähenfüße

Wie wirkt diese Übung?

Mithilfe dieser Übung können Sie aktiv gegen unliebsame Krähenfüße vorgehen und die Muskeln um die Augenpartie trainieren.

Und so geht's:

Formen Sie für diese Übung mit Daumen und Zeigefinger an Ihren beiden Händen einen Kreis und legen Sie beide Hände wie eine Brille um Ihre Augenhöhlen. Üben Sie dabei einen leichten Druck aus und straffen Sie nun die Haut um die Augen mit Hilfe Ihrer Finger nach oben und nach unten. Sie sollten so einen Zustand der Spannung kreieren. Zwinkern Sie nun unter diesem Spannungszustand und wiederholen Sie die Übung insgesamt mindestens zwanzigmal.

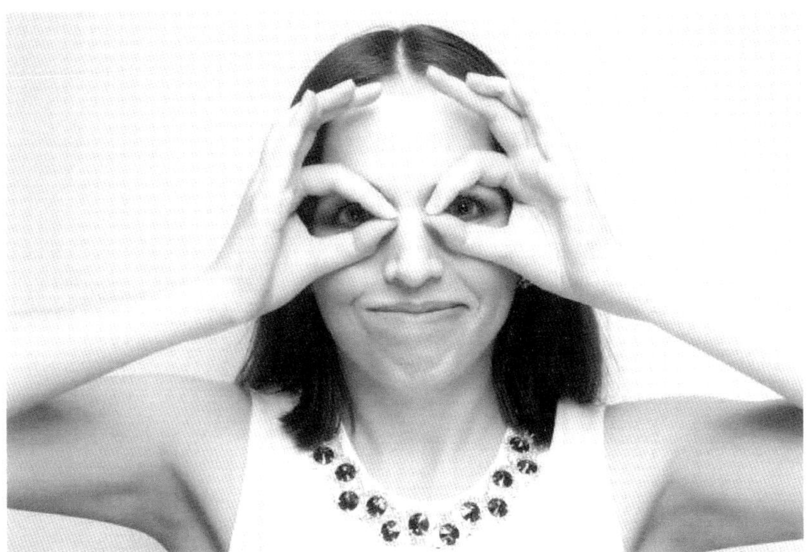

Augen-Übung 5: *Müde Augen*

Wie wirkt diese Übung?
Diese Übung sorgt für einen wachen Blick und belebt die gesamte Augenpartie.

Und so geht's:
Fixieren Sie mit Ihren Fingerspitzen auf beiden Seiten Ihre Schläfen. Üben Sie dabei einen leichten Druck aus. Nun blinzeln Sie für 8 bis 10 Sekunden schnell und kräftig. Wiederholen Sie diese Übung mindestens fünfmal.

Augen-Übung 6: Gestärkte Augenmuskulatur

Wie wirkt diese Übung?
Diese Übung zielt darauf ab, die Wangenmuskeln zu stärken und die Spannung in den Augenbereich zu bringen, um das Erscheinungsbild von Krähenfüßen zu reduzieren.

Und so geht's:
Setzen Sie sich aufrecht hin und entspannen Sie Ihren Körper. Legen Sie Ihre Zeigefinger auf die äußeren Augenwinkel, wo sich die Krähenfüße befinden.
Mit den Fingerspitzen üben Sie sanften Druck aus und ziehen die Haut leicht nach außen. Nun schließen Sie Ihre Augenlider halb, so dass Sie immer noch etwas sehen können. Heben Sie nun Ihre Wangenmuskeln nach oben, als ob Sie breit lächeln würden. Während Sie die Wangenmuskeln anheben, blinzeln Sie schnell. Wiederholen Sie dies etwa 10- bis 15-mal. Entspannen Sie Ihre Gesichtsmuskeln und öffnen Sie Ihre Augen. Wiederholen Sie die Übung noch zwei- bis dreimal.

Übungen für den Mund

Unser Mund ist ein echter „Alleskönner": Wir sprechen, lachen, schmecken und pfeifen mit ihm – und das ist nur ein kleiner Ausschnitt von all den Dingen und Gesichtsausdrücken, für die wir unseren Mund brauchen. Kurzum: Unsere Mundpartie ist fast den ganzen Tag im Einsatz und damit in Bewegung. Mimikfalten sind hier natürlich vorprogrammiert! Genauso wie bei den Augen ist das aber ganz normal und natürlich sollte es nicht das Ziel sein, von nun an auf Lachen oder sonstige Gesichtsausdrücke zu verzichten. Vielmehr sollte das Ziel sein, altersbedingte Linien und Fältchen, die von Zeit zu Zeit um die Mundpartie herum entstehen, zu bekämpfen und zu glätten. Gesichtsyoga ist hierfür perfekt geeignet, da es gezielt Muskeln aufbaut und die Haut dadurch wieder glatter und jünger erscheint.

Im Folgenden lernen Sie verschiedene Übungen für sämtliche Bereiche in der Mundgegend kennen. Sie lassen sich unkompliziert in Ihre tägliche Face-Yoga-Routine integrieren.

Mund-Übung 1: *Falten-Killer*

Wie wirkt diese Übung?

Diese Übung sorgt aktiv dafür, dass die Falten in den Mundwinkeln weniger tief erscheinen, und entspannt die Muskulatur.

Und so geht's:

Begeben Sie sich in eine bequeme Sitzhaltung und entspannen Sie sich. Achten Sie darauf, dass Ihr komplettes Gesicht zu Beginn der Übung locker und entspannt ist. Nun pressen Sie Ihre Lippen so fest wie möglich aufeinander, so dass Ihre Muskulatur im Mundbereich richtig angespannt wird. Legen Sie nun Ihre beiden Zeigefinger jeweils an Ihre Mundwinkel und platzieren Sie diese genau dort, wo die Mundwinkelfalten entstehen. Spüren Sie, unter welcher Anspannung Ihr Muskel steht. Lassen Sie dann ganz gezielt wieder locker und spüren Sie bewusst die Entspannung. Wiederholen Sie die Übung mindestens fünfmal.

Mund-Übung 2: ***Kraftakt***

Wie wirkt diese Übung?

Diese Übung kräftigt gezielt die Muskulatur rund um Ihren Mund und sorgt so für eine straffe und glatte Haut.

Und so geht's:

Nehmen Sie eine entspannte Sitzhaltung ein. Achten Sie ganz besonders darauf, dass Ihre Mundpartie entspannt und locker ist. Öffnen Sie nun in diesem entspannten Zustand leicht Ihren Mund. Nun Legen Sie Ihren Zeigefinger an die Oberseite Ihrer Oberlippe. Versuchen Sie nun, durch Muskelanspannung Ihre Oberlippe hochzuziehen – allerdings ohne dabei Ihre Unterlippe zu bewegen. Einzig und allein der Oberlippenhebemuskel soll sich hierbei zusammenziehen. Diesen Zustand der Anspannung sollten Sie für mindestens 8 Sekunden halten. Entspannen Sie Ihre Mundpartie anschließend wieder und wiederholen Sie die Übung zehnmal.

Alternative zu Mund-Übung 2 für Fortgeschrittene:

Sollten Sie schon etwas geübter sein, können Sie anstatt Ihres Fingers einen Stift quer über Ihre Oberlippe legen und die Übung wie oben beschrieben durchführen. Wer sich noch mehr Herausforderung wünscht, kann sogar einen weiteren Stift zur Hand nehmen und diesen unter die Unterlippe spannen. Spannen Sie nun sowohl Ihre Muskulatur in der Oberlippe als auch in der Unterlippe an und versuchen Sie, den Widerstand der Stifte „wegzudrücken".

Mund-Übung 3: ***Sing-Sang***

Wie wirkt diese Übung?

Diese Übung wirkt entspannend und lockert die umliegende Muskulatur auf. Dadurch wird die Haut geglättet.

Und so geht's:

Setzen Sie sich bequem und entspannt hin und entspannen Sie Ihre Gesichtsmuskeln ganz bewusst. Achten Sie zudem auf eine entspannte und gleichmäßige Atmung. Nun sprechen Sie nacheinander langsam und deutlich die Laute „A", „O", „E" „U" und „Mmmm". Lassen Sie den letzten Ton ganz bewusst lange klingen und spüren Sie die Vibration in Ihren Lippen bzw. in Ihrem gesamten Mundbereich.

Mund-Übung 4: *Starke Lippen*

Wie wirkt diese Übung?
Bei dieser Übung wird die Muskulatur in Ihrer Mundpartie gekräftigt und trainiert. Zudem werden feine Linien geglättet.

Und so geht's:
Pressen Sie Ihre Lippen fest zusammen. Nun ziehen Sie Ihre Lippen hoch zu Ihrer Nase und anschließend nach unten zu Ihrem Kinn. Wiederholen Sie diesen Vorgang zehn- bis zwanzigmal. Je geübter Sie sind, desto mehr Wiederholungen sollten Sie einbauen. Anschließend entspannen Sie Ihre Lippen ganz bewusst und klopfen die Muskulatur rund um Ihren Mund sanft mit Ihren Fingerspitzen aus.

Alternative zu Mund-Übung 4 für Fortgeschrittene:
Falls Sie schon etwas geübter sind, können Sie die Übung problemlos erweitern, indem Sie Ihre Lippen nicht nur nach unten und oben bewegen, sondern die Mundwinkel zusätzlich mit Muskelkraft nach rechts und links zur Seite bewegen.

Mund-Übung 5: *Kussmund*

Wie wirkt diese Übung?
Diese Übung zielt auf die Kräftigung der Muskulatur ab und hat einen glättenden Effekt.

Und so geht's:
Formen Sie Ihren Mund zu einem Kussmund. Mit diesen gespitzten Lippen führen Sie nun kreisende Bewegungen aus. Wechseln Sie hierbei zwischendurch unbedingt die Bewegungsrichtung und variieren Sie auch die Größe der Kreise. Anschließend entspannen Sie Ihre Lippen für einen kurzen Moment. Wiederholen Sie die Übung mindestens dreimal für einige Sekunden.

Mund-Übung 6: Oberlippenhebemuskel

Wie wirkt diese Übung?
Bei dieser Übung wird ganz besonders der Oberlippenhebemuskel trainiert. Dabei wird gezielt auf die Vermeidung von Faltenbildung geachtet.

Und so geht's:
Blähen Sie Ihre Nasenflügel auf und rümpfen Sie zusätzlich Ihre Nase. Dabei ziehen Sie außerdem Ihre Oberlippe nach oben. Wichtig: Um zu verhindern, dass sich Falten bilden, legen Sie Ihren Zeigefinger auf den Verlauf des Oberlippenhebemuskels. Dieser zieht sich vom unteren Rand der Augenhöhle hin zur Nasenlippenfurche. Halten Sie diese Position für etwa 30 Sekunden und entspannen Sie danach. Wiederholen Sie die Übung etwa dreimal.

Übungen für das Kinn

Unter einem Doppelkinn leiden viele Menschen – und das häufig unabhängig von ihrem Gewicht. Natürlich spielen die richtige Ernährung sowie ausreichend Bewegung hier durchaus eine Rolle – häufig ist es aber dennoch so, dass die letzten „Überreste" des Doppelkinns trotz gesunder Ernährung und Sport nicht verschwinden wollen.

Bei einem Doppelkinn handelt es sich im Grunde um nichts anderes als überschüssiges Gewebe unterhalb des Kinnes, das aus Haut und Fett besteht. Häufig entsteht es bei vielen Menschen auch erst im Alter, wenn die Gesichtshaut absackt und verstärkt nach unten hängt. In vielen Fällen ist das Doppelkinn allerdings auch genetisch bedingt. In solchen Fällen sind schlicht und ergreifend die Gene dafür verantwortlich, dass sich unter dem Kinn besonders viel Fett einlagert. Grundsätzlich sollten Sie natürlich immer auf eine gesunde Ernährung und ausreichend Bewegung achten. Doch bei den meisten Menschen ist das im Kampf gegen das Doppelkinn nicht ausreichend.

An dieser Stelle kommt das Gesichtsyoga ins Spiel: Bestimmte Übungen setzen gezielt auf den Fettabbau im Bereich unter dem Kinn, indem die umliegenden Muskeln gestärkt werden. Gleichzeitig wird auch die Haut gestrafft und die Gesichtskonturen erscheinen deutlich markanter. Bei regelmäßiger Durchführung der Übungen werden Sie schon bald einen deutlichen Unterschied feststellen!

Kinn-Übung 1: *Starker Kiefer*

Wie wirkt diese Übung?
Diese Übung stärkt Ihre Kinn- und Kieferpartie und wirkt straffend.

Und so geht's:
Formen Sie mit Ihrer Hand eine Faust. Diese platzieren Sie nun unter Ihrem Kinn und drücken mit Kraft gegen den Unterkiefer. Halten Sie dabei mit der Kraft Ihres Unterkiefers dagegen. Gerne können Sie auch Ihren Ellbogen auf einem Tisch abstützen. Halten Sie die Spannung für etwa zehn Sekunden und wiederholen Sie die Übung zehnmal.

Kinn-Übung 2: *Schnute*

Wie wirkt diese Übung?
Diese Übung trainiert die Muskeln und Sehnen im Hals und wirkt straffend.

Und so geht's:
Setzen Sie sich aufrecht und gerade hin. Nun ziehen Sie Ihre Lippen in den Mund – so dass Ihr Mund aussieht wie bei einer zahnlosen Oma. Grinsen Sie nun so breit wie möglich. Spüren Sie, wie sich Ihre Sehnen und Muskeln im Halsbereich anspannen. Halten Sie die Spannung für etwa zehn Sekunden und wiederholen Sie die Übung zehnmal.

Kinn-Übung 3: Der Zungentrick

Wie wirkt diese Übung?
Diese Übung stärkt Ihre Kinn- und Kieferpartie und wirkt straffend.

Und so geht's:
Strecken Sie Ihre Zunge so weit wie möglich heraus. Ziehen Sie sie dann nach oben in Richtung Ihrer Nase. Dabei sollten Sie eine gewisse Spannung spüren. Halten Sie die Spannung für etwa zehn Sekunden und wiederholen Sie die Übung zehnmal.

Kinn-Übung 4: *Küss mich*

Wie wirkt diese Übung?
Bei dieser Übung werden Ihre Kinn- und Kieferpartie gestärkt und gestrafft.

Und so geht's:
Setzen Sie sich aufrecht und bequem hin. Ziehen Sie dabei Ihren Bauchnabel ein und legen Sie Ihren Kopf in den Nacken – so weit, bis Sie die Decke sehen können. Nun spitzen Sie Ihre Lippen – so, als würden Sie einem sehr großen Mann einen Kuss geben wollen. Halten Sie die Spannung für etwa zehn Sekunden und wiederholen Sie die Übung zehnmal.

Kinn-Übung 5: Straffe Partie

Wie wirkt diese Übung?
Durch die regelmäßige Durchführung der Übung können die Muskeln straffer werden und das Doppelkinn kann allmählich abnehmen.

Und so geht's:
Setzen Sie sich gerade hin und entspannen Sie Ihren Körper. Neigen Sie Ihren Kopf leicht nach hinten, so dass Sie zur Decke schauen. Schließen Sie Ihre Lippen fest und strecken Sie Ihre untere Kieferpartie nach vorne. Halten Sie diese Position für 5 bis 10 Sekunden und spüren Sie die Spannung im Bereich des Kinns und der Halspartie. Entspannen Sie die Muskeln und kehren Sie in die Ausgangsposition zurück. Wiederholen Sie die Übung etwa 10- bis 15-mal.

Kinn-Übung 6: *Gaumen-Übung*

Wie wirkt diese Übung?
Bei dieser Übung werden Ihre Kinn- und Kieferpartie gestärkt und gestrafft.

Und so geht's:
Setzen Sie sich aufrecht hin oder stehen Sie aufrecht und entspannen Sie Ihren Körper. Neigen Sie Ihren Kopf leicht nach hinten, so dass Sie zur Decke schauen. Drücken Sie Ihre Zunge fest gegen den Gaumen (den oberen Teil des Mundes). Halten Sie diese Position für 5 bis 10 Sekunden und spüren Sie die Spannung im Bereich des Kinns und der Halspartie. Entspannen Sie die Zunge und kehren Sie in die Ausgangsposition zurück. Wiederholen Sie die Übung etwa 10- bis 15-mal.

Übungen für den Bereich der Wangen

Nichts lässt uns jugendlicher erscheinen als volle, pralle Wangen. Leider verlieren unsere Wangen im Alter jedoch stark an Volumen. Geschuldet ist das dem Abbau der Muskeln und des Gewebes im Wangenbereich. Gerade bei diesem Prozess „entsteht" sehr viel lose Haut, die anschließend nach unten sackt, was unser Gesicht zusätzlich alt aussehen lässt. Um all diese Alterungsprozesse zu verlangsamen, sollten Sie daher ein gezieltes Muskeltraining im Wangenbereich anstreben und regelmäßig entsprechende Übungen in Ihr Gesichtsyoga-Programm integrieren. Welche Übungen sich hierfür besonders gut eignen, erfahren Sie jetzt.

Wangen-Übung 1: *Kugelfisch*

Wie wirkt diese Übung?

Diese Übung stärkt Ihre Wangenmuskulatur und hebt damit Ihre Wangenpartie an. Zudem werden die Wangenknochen definiert.

Und so geht's:

Blasen Sie Ihre Wangen von innen wie ein Kugelfisch auf und halten Sie dabei Ihren Mund geschlossen. Atmen Sie in diesem Zustand einige Male aus und ein und spüren Sie dabei die Spannung. Lassen Sie anschließend die Luft wieder aus Ihren Wangen heraus und wiederholen Sie die Übung zehnmal.

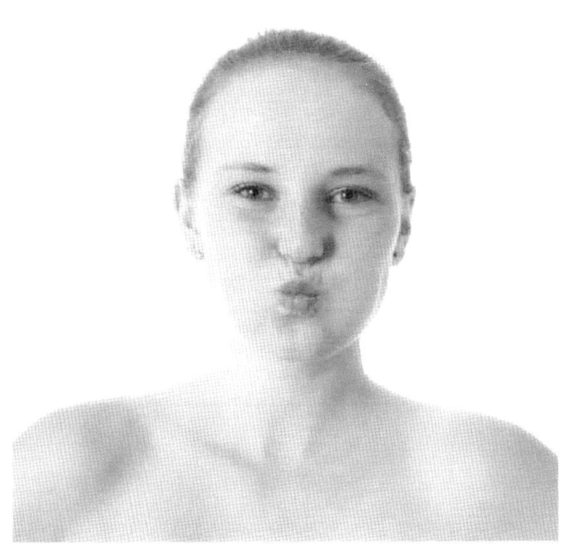

Wangen-Übung 2: *Fischmund*

Wie wirkt diese Übung?
Diese Übung strafft und kräftigt Ihre Wangen.

Und so geht's:
Ziehen Sie Ihre Wangen nach innen, so dass ein sogenannter „Fischmund" entsteht. Halten Sie die Spannung für etwa zehn Sekunden und lockern Sie Ihre Wangen danach wieder. Wiederholen Sie die Übung zehnmal.

Wangen-Übung 3: *Strichmund*

Wie wirkt diese Übung?
Diese Übung stärkt Ihre Wangenpartie, definiert diese und wirkt straffend.

Und so geht's:
Schließen Sie Ihren Mund und ziehen Sie diesen wie einen Strich zu den Gesichtsseiten. Die Lippen bleiben dabei flach aufeinanderliegen. Pressen Sie sie für etwa 10 Sekunden mit leichtem Druck aufeinander. Wiederholen Sie die Übung zehnmal.

Wangen-Übung 4: *Das große „O"*

Wie wirkt diese Übung?
Diese Übung aktiviert und kräftigt die Wangenmuskulatur.

Und so geht's:
Setzen Sie sich aufrecht hin oder stehen Sie aufrecht und entspannen Sie Ihren Körper. Öffnen Sie Ihren Mund weit und formen Sie mit Ihren Lippen einen „O"-Klang. Legen Sie Ihre Fingerkuppen sanft auf die Wangenmuskeln, um leichten Widerstand zu erzeugen. Spannen Sie die Wangenmuskeln an, indem Sie versuchen, Ihre Wangen gegen den Druck Ihrer Finger nach innen zu ziehen. Halten Sie diese Spannung für 5 bis 10 Sekunden und spüren Sie die Aktivität in Ihren Wangenmuskeln. Entspannen Sie die Muskeln und kehren Sie in die Ausgangsposition zurück. Wiederholen Sie die Übung etwa 10- bis 15-mal.

Wangen-Übung 5: Anstrengendes Lächeln

Wie wirkt diese Übung?
Durch das Lächeln und den Druck der Finger wird ein Widerstand erzeugt, der die Muskeln herausfordert und dabei hilft, sie zu kräftigen.

Und so geht's:
Setzen Sie sich aufrecht hin oder stehen Sie aufrecht und entspannen Sie Ihren Körper. Lächeln Sie breit und halten Sie dabei Ihre Lippen geschlossen. Platzieren Sie Ihre Zeigefinger auf Ihren Wangenknochen und drücken Sie sie sanft nach unten. Gegen den Druck Ihrer Finger heben Sie Ihre Wangenmuskeln nach oben. Halten Sie diese Position für 5 bis 10 Sekunden und spüren Sie die Spannung in Ihren Wangenmuskeln. Entspannen Sie die Muskeln und kehren Sie in die Ausgangsposition zurück. Wiederholen Sie die Übung etwa 10- bis 15-mal.

Wangen-Übung 6: Wangenknochendefinition

Wie wirkt diese Übung?
Diese Übung stärkt Ihre Wangenpartie, definiert diese und wirkt straffend.

Und so geht's:
Legen Sie Ihre Zeigefinger auf die Wangenknochen, nahe den äußeren Augenwinkeln. Ziehen Sie Ihre Wangenmuskeln sanft nach oben in Richtung Ihrer Augen, während Sie Ihren Mund weit öffnen. Halten Sie diese Position für 5 bis 10 Sekunden und spüren Sie die Spannung in Ihren Wangenmuskeln. Entspannen Sie die Muskeln und kehren Sie in die Ausgangsposition zurück. Wiederholen Sie die Übung etwa 10- bis 15-mal.

Hinweis:
Wussten Sie, dass Sie Ihre Wangen auch im Alltag ganz einfach und unkompliziert trainieren können? Die wohl schönste und einfachste Übung: einfach freundlich Lächeln! Diese Geste gehört tatsächlich zu den effektivsten Übungen für die Wangenmuskulatur. Und das Beste: Sie macht uns auch noch glücklich und zaubert auch unseren Mitmenschen ein Lachen ins Gesicht, so dass wirklich jeder davon profitiert!

Übungen für die Nase

Ja, richtig gelesen – selbst für die Nase gibt es Gesichtsyoga-Übungen. Zwar brauchen wir uns auf unserer Nase eher keine Sorgen über Falten machen, allerdings gehören die sogenannten Nasolabialfalten zu den wohl prägnantesten Alterungszeichen unseres Gesichtes.

Eine zarte Nasolabialfalte hat jeder Mensch in seinem Gesicht – das ist ganz normal. Mit zunehmendem Alter sackt unser Gesicht allerdings immer weiter nach unten ab (der Schwerkraft sei „Dank") und die Nasolabialfalte wird tiefer und prägnanter. Genau hier setzen die untenstehenden Übungen an. Sie zielen auf eine Kräftigung der Muskulatur rund um die Nase ab, um der Entstehung tiefer Falten in dem Bereich vorzubeugen.

Nasen-Übung 1: *V-Line*

Wie wirkt diese Übung?
Diese Übung strafft Ihre Nasolabialfalten.

Und so geht's:
Legen Sie Ihre Handflächen aneinander und öffnen Sie diese so, dass Sie mit Ihren Händen ein „V" bilden. Die Spitze des „V's" legen Sie nun an Ihr Kinn. Ihre Handflächen setzen Sie auf Ihrem Gesicht ab. Ziehen Sie Ihre Haut nun sanft nach hinten und blicken Sie dabei Richtung Decke. Halten Sie die Übung für etwa drei Atemzüge und wiederholen Sie sie drei- bis fünfmal.

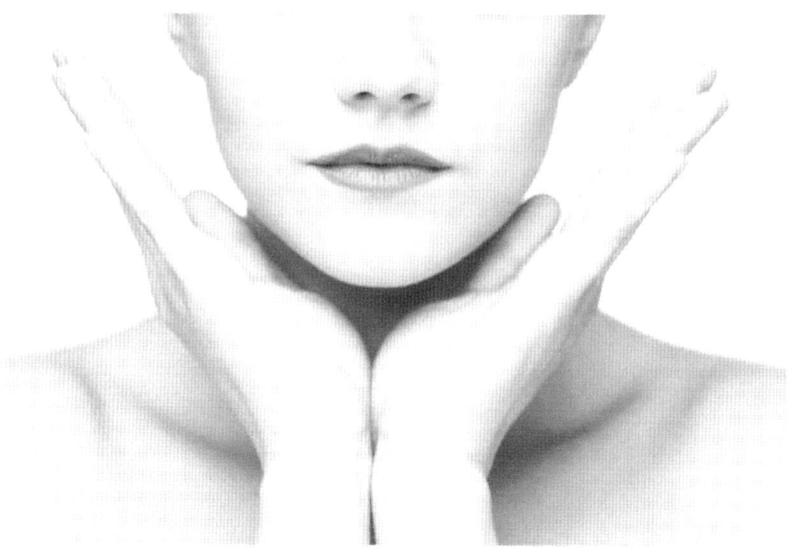

Nasen-Übung 2: *Kugelfisch 2.0*

Wie wirkt diese Übung?
Diese Übung strafft Ihre Nasolabialfalten und kräftigt zudem die Wangenpartie.

Und so geht's:
Blasen Sie Ihren Mund mit Luft auf und halten Sie dabei Ihren Mund geschlossen. Bewegen Sie die eingeschlossene Luft nun in Ihrem Mund hin und her – unter anderem auch unbedingt unter Ihre Lippen auf Höhe der Nasolabialfalten. Führen Sie die Übung mindestens 30 Sekunden durch und wiederholen Sie sie fünfmal.

Nasen-Übung 3: *Anti-Lachen*

Wie wirkt diese Übung?
Diese Übung strafft die Muskulatur rund um Ihre Nase.

Und so geht's:
Legen Sie Ihre beiden Zeigefinger direkt auf Ihre Nasolabialfalten und üben Sie dabei einen leichten Druck aus. Versuchen Sie nun, mit der Kraft Ihrer Muskeln zu lachen, während jedoch Ihre Zeigefinger den Mund nach unten drücken. Halten Sie die Spannung für 10 Sekunden und wiederholen Sie die Übung zehnmal.

Nasen-Übung 4: *Atemübung*

Wie wirkt diese Übung?
Durch diese Übung können Sie Ihre Nasenmuskeln stimulieren und die Durchblutung der Nase verbessern.

Und so geht's:
Legen Sie Ihren rechten Zeigefinger sanft auf Ihre rechte Nasenseite, nahe dem Nasenflügel. Atmen Sie durch das linke Nasenloch ein. Schließen Sie nun das linke Nasenloch mit Ihrem linken Zeigefinger und atmen Sie durch das rechte Nasenloch aus. Atmen Sie dann wieder durch das rechte Nasenloch ein, während Sie das linke Nasenloch geschlossen halten. Schließen Sie das rechte Nasenloch mit Ihrem rechten Zeigefinger und atmen Sie durch das linke Nasenloch aus. Wiederholen Sie diese Atemübung durch die Nase für etwa 10 bis 15 Atemzüge.

Nasen-Übung 5: *Widerstand*

Wie wirkt diese Übung?
Diese Übung zielt darauf ab, die Muskeln in den Wangen und um den Mund herum zu stärken, um das Erscheinungsbild der Nasolabialfalten zu reduzieren.

Und so geht's:
Setzen Sie sich aufrecht und entspannt hin. Legen Sie Ihre Zeigefinger auf die äußeren Nasenflügel. Ziehen Sie Ihre Oberlippe nach innen, so dass Ihre oberen und unteren Lippen sich berühren. Lächeln Sie breit, während Sie Ihre Finger sanft nach oben schieben, um einen leichten Widerstand zu erzeugen. Halten Sie diese Position für 5 bis 10 Sekunden und spüren Sie die Aktivität in den Wangen und um den Mund herum. Entspannen Sie die Muskeln und kehren Sie in die Ausgangsposition zurück. Wiederholen Sie die Übung etwa 10- bis 15-mal.

Nasen-Übung 6: *Nasen-Massage*

Wie wirkt diese Übung?
Diese Nasenmassage-Übung kann die Durchblutung der Nasenregion verbessern, Verspannungen lösen und die Nase entspannen.

Und so geht's:
Setzen Sie sich aufrecht hin und entspannen Sie Ihren Körper. Nehmen Sie Ihren rechten Daumen und legen Sie ihn sanft an den Nasenrücken direkt unterhalb der Nasenwurzel. Beginnen Sie, mit leichtem Druck nach unten zu streichen, entlang des Nasenrückens bis zur Nasenspitze. Wiederholen Sie diesen Streichvorgang etwa 5- bis 10-mal. Als Nächstes legen Sie Ihren rechten Daumen auf die rechte Nasenseite und Ihren rechten Zeigefinger auf die linke Nasenseite. Drücken Sie sanft nach innen und massieren Sie die Seiten der Nase in kreisenden Bewegungen. Führen Sie diese Massage für etwa 1 bis 2 Minuten durch. Wechseln Sie dann zur linken Seite und wiederholen Sie die kreisenden Massagebewegungen mit Ihrem linken Daumen und Ihrem linken Zeigefinger. Abschließend legen Sie Ihre beiden Zeigefinger auf den Nasenrücken und machen kleine kreisende Bewegungen entlang des Nasenrückens. Massieren Sie diese Stelle für etwa 1 bis 2 Minuten. Atmen Sie während der gesamten Massage ruhig und entspannt.

Übungen für den Bereich des Halses

Wie heißt es so schön: An den Händen und am Hals sieht man das wahre Alter einer Frau. Aber warum ist das so? Während es mittlerweile zahlreiche Anti-Aging-Behandlungsmöglichkeiten für das Gesicht gibt, wird der Hals oft vernachlässigt. Dabei bleibt auch unser Hals vor Falten und anderen Alterungserscheinungen nicht verschont! Es gibt sogar eine Bezeichnung für einen faltigen Hals: Truthahnhals. Einen solchen möchte natürlich kein Mensch! Leider kann es aber gerade in der heutigen Zeit schnell dazu kommen: Täglich blicken wir stundenlang mit geneigtem Kopf auf unser Smartphone oder Tablet. Dass dabei unschöne Knitterfalten entstehen, ist kaum verwunderlich! Aus diesem Grund sollten Sie beim Face-Yoga auch die Halspartie beachten und pflegen. Welche Übungen sich hierfür am besten eignen, erfahren Sie jetzt!

Hals-Übung 1: Immer mit der Ruhe

Wie wirkt diese Übung?
Diese Übung dehnt Ihre Halsmuskulatur und -sehnen und wirkt entspannend.

Und so geht's:
Stellen Sie sich einen Stuhl bereit und setzen Sie sich auf Ihre Handflächen. Platzieren Sie diese hierfür so, dass die Handinnenseiten auf dem Sitz liegen und die Finger zueinander zeigen. Ihr Kopf sollte dabei gerade und der Nacken entspannt und lang sein._Dadurch nehmen Sie eine aufrechte und durchgestreckte Sitzposition ein. Atmen Sie nun ruhig und bewusst ein und aus. Sobald Sie Ihren Atemrhythmus gefunden haben, neigen Sie beim Ausatmen Ihr Kinn so weit wie möglich in Richtung Ihrer Brust, beim Einatmen hingegen heben Sie Ihren Kopf wieder, bis Sie an die Decke schauen. Konzentrieren Sie sich bei diesen Bewegungen ganz bewusst auf die Empfindungen in Ihrem Hals und achten Sie darauf, dass Ihr Mund nicht verkrampft. Wiederholen Sie die Übung zehnmal.

Hals-Übung 2: Lippenbekenntnisse

Wie wirkt diese Übung?
Diese Übung dehnt Ihre Halsmuskulatur und -sehnen und stärkt die Muskulatur im Halsbereich.

Und so geht's:
Setzen Sie sich aufrecht und entspannt hin. Legen Sie nun den Kopf für die Dauer der Übung in den Nacken. Dabei sollte Ihr Mund locker und geschlossen bleiben. Achten Sie zudem darauf, dass Ihre Wirbelsäule nicht zu stark „gequetscht" wird und während der Übung „lang" bleibt. Beim Ausatmen bedecken Sie nun Ihre Oberlippe mit Ihrer Unterlippe. Schieben Sie die Unterlippe weit Richtung Nase – je weiter, desto mehr Bewegung kommt dabei in den Halsmuskel. Beim Einatmen entspannen Sie Ihren Hals wieder. Wiederholen Sie die Übung zehnmal.

Hals-Übung 3: Dehnen und straffen

Wie wirkt diese Übung?
Bei dieser Übung wird der Hals gestärkt und gedehnt und dadurch auch der Entstehung eines Doppelkinns vorgebeugt.

Und so geht's:
Begeben Sie sich in eine aufrechte Sitzhaltung und kreuzen Sie Ihre Hände auf Ihrem Dekolleté. Üben Sie dabei einen leichten Druck aus, so dass Spannung entsteht. Achten Sie darauf, dass der Mund und die Zähne locker und der Kopf gerade bleiben. Heben Sie nun beim Ausatmen das Kinn so weit an, dass eine angenehme Dehnung im Hals entsteht. Atmen Sie tief ein und senken Sie beim Ausatmen das Kinn wieder in seine Ausgangslage ab. Wiederholen Sie die Übung zehnmal.

Hals-Übung 4: Haltung bewahren

Wie wirkt diese Übung?
Diese Übung dehnt Ihre Halsmuskulatur und -sehnen und wirkt entspannend.

Und so geht's:
Setzen Sie sich gerade und aufrecht hin. Entspannen Sie sich und atmen Sie ruhig und achtsam ein und aus. Lassen Sie dabei die Schulterblätter entspannt und gerade nach unten fließen. Legen Sie nun Ihre Fingerspitzen auf Ihre Schultern – allerdings ohne dabei die entspannte Haltung der Schultern zu beeinflussen. Diese Position soll Sie im Folgenden lediglich daran hindern, dass Sie Ihre Schulter oder Ohren anspannen oder hochziehen. Machen Sie nun Ihren Hals sanft so lang wie möglich – ohne dabei den Rest Ihres Körpers zu verändern oder anzuspannen. Vor allem Ihre Schultern sollten dort bleiben, wo sie sind. Stellen Sie sich vor, wie ein unsichtbarer Faden Ihren Kopf nach oben zur Decke zieht. Halten Sie diese Haltung für einige Atemzüge und wiederholen Sie die Übung mindestens fünfmal.

Hals-Übung 5: Gezielte Dehnung

Wie wirkt diese Übung?
Diese Übung dehnt Ihre Halsmuskulatur und -sehnen und wirkt entspannend.

Und so geht's:
Stehen Sie aufrecht und entspannen Sie Ihren Körper. Legen Sie Ihre Hände auf Ihre Brust, die Finger zeigen nach oben. Drücken Sie sanft mit den Händen gegen die Brust und heben Sie gleichzeitig Ihr Kinn an. Halten Sie diese Position für 5 bis 10 Sekunden und spüren Sie die Dehnung in Ihrem Hals. Entspannen Sie die Muskeln und kehren Sie in die Ausgangsposition zurück. Wiederholen Sie die Übung etwa 10- bis 15-mal.

Hals-Übung 6: *Hin und Her*

Wie wirkt diese Übung?
Diese Übung stärkt und definiert Ihre Halsmuskulatur.

Und so geht's:
Legen Sie Ihre rechte Hand auf Ihre rechte Schläfe und üben Sie leicht Druck aus. Versuchen Sie nun, Ihren Kopf nach rechts zu neigen, während Sie gleichzeitig mit Ihrer Hand dagegenhalten und Widerstand leisten. Halten Sie diese Position für 5 bis 10 Sekunden, während Sie die Spannung in Ihrer Halsmuskulatur spüren. Lösen Sie den Druck Ihrer Hand und kehren Sie langsam in die Ausgangsposition zurück. Wiederholen Sie den Vorgang auf der linken Seite, indem Sie Ihre linke Hand auf Ihre linke Schläfe legen und gegenhalten. Führen Sie die Übung abwechselnd für beide Seiten etwa 10- bis 15-mal durch.

Hinweis:
Vor allem Übung 4 eignet sich prima, um sie ganz unkompliziert in Ihren Alltag zu integrieren. Gerade dann, wenn Sie minutenlang gekrümmt in Ihr Smartphone geblickt haben, sollten Sie Ihren Blick ganz bewusst heben und die in der Übung beschriebene Position einnehmen. Das wird Ihnen nicht nur Ihr Hals, sondern Ihr ganzer Körper und vor allem auch Ihr Rücken danken!

Das Cooldown

Ein anständiges Cooldown hilft uns, nach dem Gesichtsyoga wieder sanft und entspannt im Alltag anzukommen und das entspannende Gefühl des Face-Yogas für den Rest des Tages mitzunehmen. Beim Cooldown geht es vor allem darum, die Übungen noch einmal nachzuspüren und sich einige Momente auf sich selbst zu besinnen. Aus diesem Grund sind die folgenden Übungen nicht besonders anstrengend – viel mehr zielen Sie auf Entspannung und Wohlbefinden ab. Genauso wie das Aufwärmen sollten Sie auch das Cooldown in jede Gesichtsyoga-Session integrieren. Die richtigen Übungen dazu finden Sie jetzt.

Audiodatei 2

Cooldown-Übung 1: *Meditation*

Wie wirkt diese Übung?
Diese Übung wirkt entspannend und sorgt für Ruhe und Gelassenheit.

Und so geht's:
Begeben Sie sich in eine bequeme und entspannte Sitzhaltung und schließen Sie Ihre Augen. Achten Sie ganz bewusst auf eine ruhige Atmung. Atmen Sie durch die Nase ein- und durch den Mund wieder aus. Ihre Hände legen Sie locker auf Ihren Schoß. Entspannen Sie Ihre Gesichtsmuskeln und lassen Sie die zuvor durchgeführten Übungen noch einmal Revue passieren. Spüren Sie nochmals bewusst Ihre Muskeln, ohne diese anzuspannen. Atmen Sie weiter ruhig und entspannt und lassen Sie jede Anspannung fallen. Aufkommende Gedanken lassen Sie wie Wolken weiterziehen. Konzentrieren Sie sich nur auf das Hier und Jetzt und lassen Sie los. Meditieren Sie für einige Minuten – so lange, wie es sich für Sie selbst gut und richtig anfühlt. Kommen Sie dann entspannt wieder zurück, indem Sie langsam Ihre Augen öffnen.

Cooldown-Übung 2: *Hand auflegen*

Wie wirkt diese Übung?
Diese Übung wirkt entspannend und beruhigend auf die zuvor belastete Muskulatur.

Und so geht's:
Bei dieser Übung fokussieren Sie sich nochmals auf die Muskeln und Partien, die während Ihres vorhergegangenen Trainings beansprucht wurden. Setzen Sie sich hierfür bequem und aufrecht hin. Reiben Sie nun Ihre Handinnenflächen aneinander, so dass Wärme entsteht. Die warme Handfläche legen Sie nun nacheinander auf die beanspruchte Muskulatur in Ihrem Gesicht. Lassen Sie Ihre Hand mit leichtem Druck dort für mehrere Atemzüge aufliegen und entspannen Sie dabei Ihre Gesichtsmuskeln. Arbeiten Sie sich so in Ihrem Gesicht vor, bis Sie alle beanspruchten Areale einmal abgedeckt haben.

Cooldown-Übung 3: *Waschlappen*

Wie wirkt diese Übung?
Diese Übung sorgt für pure Entspannung.

Zusätzliche Utensilien:
Waschlappen

Und so geht's:
Feuchten Sie Ihren Waschlappen mit lauwarmem Wasser an. Begeben Sie sich in eine bequeme Sitzhaltung und legen Sie Ihren Kopf in den Nacken. Schließen Sie nun Ihre Augen und legen Sie den warmen Waschlappen auf Ihr Gesicht. Spüren Sie die Wärme und Entspannung auf Ihrem Gesicht und in Ihren Muskeln. Atmen Sie dabei ruhig und entspannt und halten Sie die Position für etwa 3 Minuten.

Cooldown-Übung 4: *Volle Entspannung*

Wie wirkt diese Übung?
Diese Cooldown-Übung soll die Gesichtsmuskeln entspannen und den Effekt der vorherigen Gesichtsyoga-Übungen verstärken.

Und so geht's:
Setzen Sie sich bequem hin. Schließen Sie Ihre Augen und nehmen Sie ein paar tiefe, entspannende Atemzüge. Legen Sie Ihre Hände sanft auf Ihr Gesicht, mit den Handflächen leicht auf den Wangen und den Fingern nach oben zeigend. Beginnen Sie, mit sanftem Druck und in langsamen, kreisenden Bewegungen Ihre Wangen zu massieren. Bewegen Sie Ihre Hände nach oben zu den Schläfen und massieren Sie auch dort mit kreisenden Bewegungen. Führen Sie Ihre Hände weiter nach oben zu Ihrer Stirn und massieren Sie auch diese Region sanft. Bringen Sie nun Ihre Hände zu Ihren Augenbrauen und massieren Sie diese ebenfalls mit kreisenden Bewegungen. Fahren Sie fort, Ihre Finger über Ihre Stirn, Ihre Schläfen, Ihre Wangen und schließlich zu Ihrem Kinn zu bewegen, während Sie sanfte Massagebewegungen ausführen. Beenden Sie die Massage, indem Sie Ihre Hände sanft von Ihrem Gesicht nehmen und Ihre Augen öffnen. Nehmen Sie noch ein paar tiefe Atemzüge und spüren Sie die Entspannung in Ihrem Gesicht.

Cooldown-Übung 5: *Ommm*

Wie wirkt diese Übung?
Diese Übung sorgt für Ruhe und Gelassenheit nach dem Gesichtsyoga.

Und so geht's:
Entspannen Sie Ihr Gesicht und atmen Sie tief ein und aus. Schließen Sie Ihre Augen und kommen Sie zur Ruhe. Atmen Sie durch die Nase ein und halten Sie den Atem kurz an. Atmen Sie nun mit einem tiefen, vibrierendem „Ommm" wieder aus. Spüren Sie die Vibration ganz bewusst auf Ihrem Gesicht. Wiederholen Sie den Vorgang mindestens fünfmal.

Cooldown-Übung 6: *Kreisende Gedanken*

Wie wirkt diese Übung?
Diese Übung dehnt Ihre Halsmuskulatur und ist nach dem Gesichtsyoga sehr wohltuend.

Und so geht's:
Begeben Sie sich in eine bequeme Sitzposition. Entspannen Sie ganz besonders Ihren Nacken und Ihren Hals. Fangen Sie nun an, Ihren Kopf langsam in eine Richtung zu kreisen. Nach etwa 30 Sekunden wechseln Sie die Richtung. Spüren Sie die Dehnung und Entspannung und wiederholen Sie die Übung für weitere drei bis vier Male.

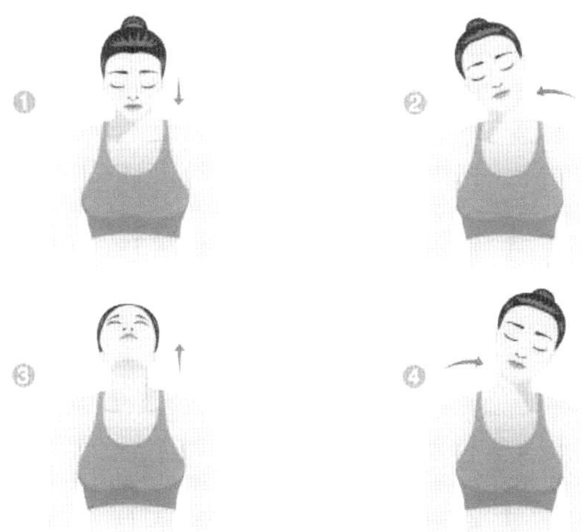

Ihr Trainingsplan – Diese Übungen können Sie für Ihr Training kombinieren

Sie haben nun zahlreiche Face-Yoga-Übungen kennengelernt, die Sie in Ihr tägliches Training integrieren können. Nun stellt sich jedoch die Frage: Welche Übungen kann ich wie miteinander kombinieren? Wie genau sollte mein tägliches Training aufgebaut sein? Gibt es so etwas wie einen „Trainingsplan"?

Keine Sorge – um all diese Fragen kümmern wir uns jetzt!

Vorab nochmals der Hinweis: Auf den eigenen Körper zu hören, ist beim Face-Yoga schon die halbe Miete. Führen Sie also stets Übungen durch, die Ihnen guttun und bei denen Sie ein gutes Gefühl haben. Schließlich sollen Sie sich beim Face-Yoga wohlfühlen und entspannen! Hierfür kann es ratsam sein, alle im Buch beschriebenen Übungen mindestens einmal ausprobiert zu haben. Sie werden feststellen, dass Ihnen einige Übungen leichter, andere dafür wiederum schwerer fallen. Das ist ganz normal und kein Grund zur Sorge. Von Zeit zu Zeit werden Sie auch mit den komplexeren Übungen immer vertrauter werden.

Nun aber zurück zum täglichen Gesichtsyoga. Generell sollten Sie anstreben, jeden Tag zwischen 10 und 20 Minuten zu „trainieren". Sie müssen nicht zwingend jeden Tag gleich lang Face-Yoga machen – vielmehr kommt es darauf an, dass Sie wirklich jeden Tag dranbleiben und die 10-Minuten-Marke wirklich nur in Ausnahmefällen unterschreiten.

Kommen wir nun zum Aufbau der Gesichtsyoga-Sessions. Grundsätzlich können Sie sämtliche Übungen miteinander kombinieren. Die aufgeführten Übungen sind bewusst so gewählt, dass Sie sich komplett flexibel in alle Gesichtsyoga-Einheiten integrieren lassen. Da allerdings jeder Mensch komplett individuell ist, macht es natürlich auch Sinn, das Gesichtsyoga-Training individuell zu gestalten und die Auswahl der Übungen entsprechend anzupassen.

Falls Sie ein Beginner auf dem Gebiet des Face-Yogas sind und noch keine oder wenige Erfahrungen haben, wird für die ersten Wochen ein möglichst ganzheitliches Training empfohlen, das auf alle Bereiche des Gesichtes abzielt. So bauen Sie Ihr Gesicht erst einmal ganzheitlich auf und stimmen es auf das Gesichtsyoga ein, bevor Sie den Fokus auf einzelne Partien legen. Das entsprechende Training lässt sich dabei ganz einfach zusammenstellen – und zwar, indem Sie aus jedem der soeben aufgeführten Sektoren eine Übung auswählen. Ihr tägliches Training könnte also zum Beispiel so aussehen:

Übung	Dauer
Aufwärmübung 1	2 Minuten
Gesichts-Übung 1	2 Minuten
Gesichtsübung 4	3 Minuten
Augen-Übung 5	2 Minuten
Mund-Übung 1	3 Minuten
Cooldown-Übung 2	3 Minuten

Sie können sich gerne auch einen individuellen Wochenplan erstellen, mit dessen Hilfe Sie die jeweiligen Face-Yoga-Einheiten planen. Ein solcher ganzheitlicher Trainingsplan könnte dann zum Beispiel so aussehen:

Ganzheitlicher Trainingsplan:

Montag	Dienstag	Mittwoch	Donnerstag	Freitag	Samstag	Sonntag
Aufwärmübung 2	Aufwärmübung 3	Aufwärmübung 1	Aufwärmübung 2	Aufwärmübung 3	Aufwärmübung 1	Aufwärmübung 2
Gesichts-Übung 1	Gesichts-Übung 5	Gesichts-Übung 1	Gesichts-Übung 2	Gesichts-Übung 5	Gesichts-Übung 4	Gesichts-Übung 3
Gesichts-Übung 3	Gesichts-Übung 2	Gesichts-Übung 4	Gesichts-Übung 3	Gesichts-Übung 6	Gesichts-Übung 1	Gesichts-Übung 5
Kinn-Übung 2	Nasen-Übung 2	Augen-Übung 5	Kinn-Übung 4	Augen-Übung 3	Nasen-Übung 1	Stirn-Übung 6
Hals-Übung 1	Stirn-Übung 1	Mund-Übung 1	Wangen-Übung 2	Hals-Übung 4	Mund-Übung 5	Wangen-Übung 1
Cooldown-Übung 6	Cooldown-Übung 4	Cooldown-Übung 2	Cooldown-Übung 5	Cooldown-Übung 1	Cooldown-Übung 4	Cooldown-Übung 2

Wenn Sie nun bereits seit einigen Wochen trainieren und mit Face-Yoga schon besser vertraut sind, können Sie anfangen, gewisse Schwerpunkte in Ihr Training einzubauen. Falls Sie zum Beispiel stark unter einem Doppelkinn leiden und das ganz gezielt durch Face-Yoga bekämpfen wollen, sollten Sie Ihren Fokus entsprechend auf Kinn-Übungen legen. Wenn Sie hingegen besonders auf der Stirn unter Falten leiden, können Sie ebenfalls Übungen für diesen Bereich vermehrt in Ihren Trainingsplan einbauen. Wichtig ist hierbei jedoch, dass Sie nicht anfangen, nur noch ausschließlich Ihre „Problemzonen" zu trainieren, sondern dass Sie stets das ganze Gesicht im Blick behalten. Als Faustregel gilt: Bauen Sie immer mindestens eine Übung in Ihre Routine ein, die das ganze Gesicht beansprucht. Ein Trainingsplan, der verschiedene Schwerpunkte legt, könnte zum Beispiel so aussehen:

Trainingsplan für Menschen mit Falten vor allem im Stirnbereich:

Übung	Dauer
Aufwärmübung 3	2 Minuten
Gesichts-Übung 3	2 Minuten
Stirn-Übung 1	3 Minuten
Stirn-Übung 2	3 Minuten
Stirn-Übung 4	4 Minuten
Cooldown-Übung 4	2 Minuten

Trainingsplan mit dem Fokus auf die Reduzierung des Doppelkinns:

Übung	Dauer
Aufwärmübung 2	2 Minuten
Gesichts-Übung 2	2 Minuten
Kinn-Übung 2	3 Minuten
Kinn-Übung 5	3 Minuten
Kinn-Übung 1	3 Minuten
Cooldown-Übung 6	3 Minuten

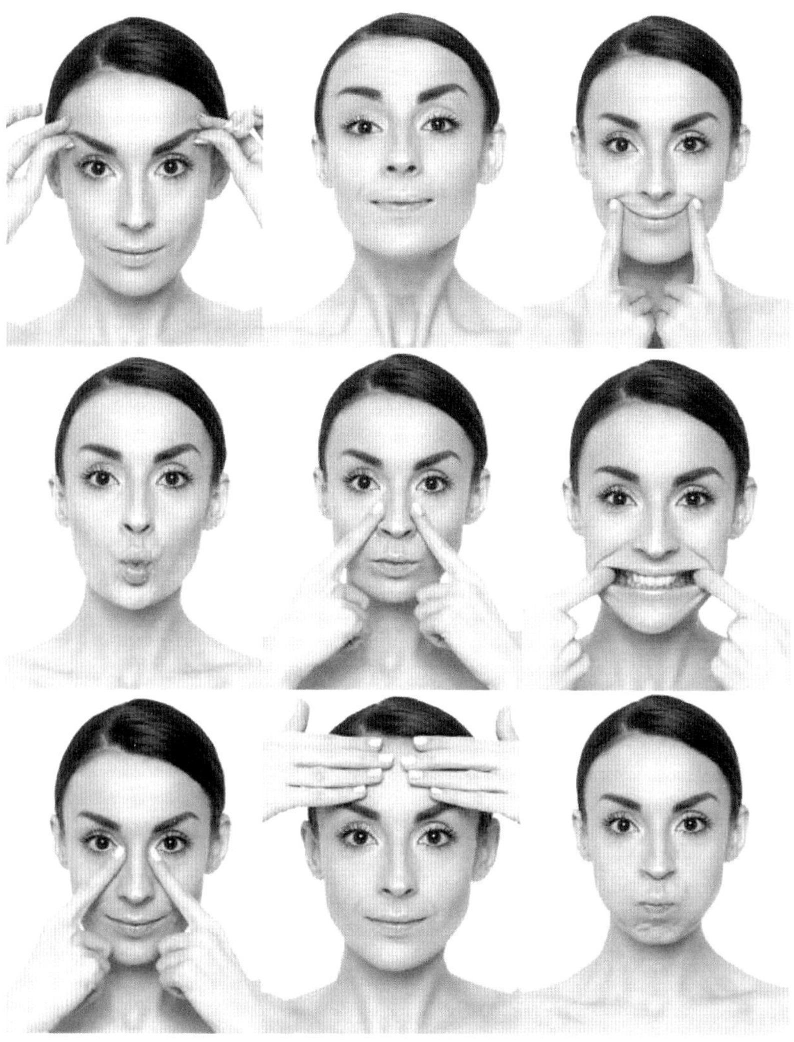

Beachten Sie bitte, dass es sich hierbei nur um Beispiele handelt. Jeder Mensch ist anders – und genauso individuell ist auch sein Gesichtsyoga-Training. Aus diesem Grund ist es gar nicht möglich, hier einen Trainingsplan abzudrucken, der für jeden Menschen gleichermaßen passt. Halten Sie sich als Anfänger zu Beginn an das ganzheitliche Training und probieren Sie die verschiedenen Übungen aus. Sie werden von Zeit zu Zeit ein immer besseres Gefühl für Face-Yoga bekommen und schon bald werden sich Ihre Trainingseinheiten ganz von selbst ergeben.

Gesichtsyoga als Behandlung gegen akute Beschwerden

Wussten Sie, dass Gesichtsyoga nicht nur eine echte Anti-Aging-Wunderwaffe ist, sondern auch akute Beschwerden lindern kann? Tatsächlich hat sich Face-Yoga bei Beschwerden wie Kopfschmerzen und Migräne, Akne oder sogar Schnarchen sehr bewährt! Leiden Sie vielleicht sogar unter einer dieser Beschwerden? Dann sollten Sie die nächsten Seiten ganz besonders aufmerksam lesen!

Gesichtsyoga gegen Kopfschmerzen und Migräne

Sie zerstören den schönsten Tag: Kopfschmerzen und Migräne-Attacken. Oft kommen sie völlig unangekündigt, dafür aber mit voller Wucht. Der Tag ist dann erst einmal gelaufen – oder vielleicht doch nicht?

Viele Betroffene greifen bei Kopfschmerzen erst einmal zur Schmerztablette. Gesichtsyoga ist dazu jedoch eine echte Alternative – und das sogar ohne irgendwelche Nebenwirkungen!

Bevor Sie jedoch konkrete Übungen kennenlernen, erfahren Sie mehr darüber, wie Kopfschmerzen überhaupt entstehen und wie Gesichtsyoga dabei helfen kann, diese zu bekämpfen. Grundsätzlich lassen sich rund 90 % aller Kopfschmerzen in zwei Arten unterteilen: Es gibt zum einen die klassische Migräne, zum anderen sogenannte Spannungskopfschmerzen. Bei Migräne wird häufig empfohlen, sich auszuruhen. Bei Spannungskopfschmerzen hingegen konnten wissenschaftliche Studien zeigen, dass leichte Bewegung sehr hilfreich sein kann. Der Grund ist einleuchtend: Die Ursache von Spannungskopfschmerzen sind in den meisten Fällen Verspannungen im Schulter-, Hals- oder Gesichtsbereich. Zu diesen Verspannungen kann es durch Stress, Angst, Müdigkeit oder Depressionen kommen.

An dieser Stelle kommt nun also das Gesichtsyoga ins Spiel: Wie Sie bereits wissen, kann Face-Yoga nämlich dabei helfen, verspannte Muskulatur zu lockern, und darüber hinaus sogar mentale Anspannungen und Blockaden lösen. Zudem hilft Ihnen das Face-Yoga dabei, Ihren Fokus auf etwas anderes als die Kopfschmerzen zu legen, und ist damit eine gute Ablenkung. Hilfreich sind hierfür Übungen, die sanfte Bewegungen und Dehnungen umfassen und Ihr Wohlfühlen steigern.

Experten sind sich generell einig: Entspannung ist einer der besten Wege gegen Kopfschmerzen. Aus diesem Grund ist Face-Yoga immer eine gute Idee, wenn der Kopf brummt. Zwar lernen Sie im Folgenden speziell angepasste Übungen gegen Kopfschmerzen kennen, jedoch können Sie zur Entspannung alle bereits aufgeführten Übungen wunderbar nutzen. Vor allem die Übungen aus dem Kapitel zur Muskelentspannung eignen sich hervorragend im Kampf gegen Kopfschmerzen.

Anbei finden Sie nun Übungen, die Sie gezielt gegen Kopfschmerzen anwenden können und die Sie aber auch ganz unabhängig davon zur Entspannung in Ihre Yoga-Routine einbauen können.

Anti-Migräne-Übung 1: *Eine runde Sache*

Wie wirkt diese Übung?
Bei dieser Übung werden bewusst Anspannungen gelöst.

Und so geht's:
Begeben Sie sich in eine bequeme und entspannte Sitzhaltung. Atmen Sie ruhig und tief. Kommen Sie bewusst zur Ruhe und legen Sie Ihren Fokus auf Ihre Atmung. Fangen Sie nun an, langsam Ihren Kopf zu kreisen – erst in die eine, dann in die andere Richtung. Achten Sie dabei bewusst darauf, dass Ihre Schultern und der Rest Ihres Körpers komplett entspannt bleiben. Legen Sie immer wieder Entspannungspausen ein, in denen Sie durchatmen und bewusst Ihren Körper spüren.

Anti-Migräne-Übung 2: *Volle Entspannung*

Wie wirkt diese Übung?
Diese Übung dient der vollen Entspannung Ihrer Gesichtsmuskulatur.

Und so geht's:
Setzen Sie sich bequem hin und kommen Sie zur Ruhe. Atmen Sie ruhig und gleichmäßig und entspannen Sie dabei Ihre Gesichtsmuskulatur. Nun atmen Sie tief und kräftig durch Ihre Nase ein und anschließend entspannt durch Ihren Mund wieder aus. Wichtig ist dabei, dass Sie während des Ausatmens noch einmal tiefer entspannen. Lassen Sie zusammen mit der ausströmenden Luft alle Anspannung gehen. Achten Sie dabei nicht auf Ihren Gesichtsausdruck, sondern lassen Sie bei jedem Ausatmen ganz ungeniert noch ein Stück „lockerer".

Gesichtsyoga gegen Akne

Tatsächlich kann Gesichtsyoga auch im Kampf gegen Akne oder andere Hautprobleme sehr förderlich sein. Bei Akne handelt es sich um eine (häufig chronisch) entzündliche Hauterkrankung, die sich durch Pickel, Pusteln oder Entzündungen im Gesicht äußert. Viele Menschen leiden vor allem während ihrer Pubertät unter der Hautkrankheit, die danach meist wieder abklingt. Manche Menschen leiden jedoch auch noch lange darüber hinaus unter Akne oder stark verunreinigter Haut. Dies kann verschiedene Ursachen haben: hormonelle Schwankungen (zum Beispiel durch Pillen-Einnahme), genetische Faktoren oder die falsche Ernährung, um nur einige zu nennen. Verantwortlich für die unreine Haut sind meist verstopfte Talgdrüsen. Diese entstehen durch eine Überproduktion von Talg. Dadurch kann es nicht nur zu Pickelchen kommen, sondern zu schlimmen Entzündungen. An dieser Stelle daher nochmals der Hinweis: Bei starken Schmerzen oder stark entzündlicher Akne sollten Sie zusätzlich zum Face-Yoga unbedingt einen Arzt aufsuchen, der Sie zu weiteren Behandlungsmaßnahmen berät.

Doch zurück zum Face-Yoga: Warum kann es so hilfreich sein bei Akne und Co.?

Zum einen wird beim Gesichtsyoga die Durchblutung angeregt, was dazu führt, dass sämtliche Hautareale optimal versorgt werden – zum Beispiel auch mit Nährstoffen, die die Haut bei ihrer Heilung unterstützen. Zudem wirkt Face-Yoga im wahrsten Sinne des Wortes „entgiftend". Durch bestimmte Bewegungen (wie bei einer Lymphdrainage) wird der Körper dabei unterstützt, Giftstoffe auszuleiten, wodurch wiederum Entzündungen zurückgehen können.

Ein tolles Hilfsmittel ist hierbei der Gua-Sha-Stein, zu dem Sie auf den folgenden Seiten noch mehr erfahren. Zum einen hilft der Stein dabei, Giftstoffe aus dem Körper zu transportieren, da er die ausleitenden Bewegungen optimiert und intensiviert, zum anderen kann allein die kühlende Wirkung des Steines auf entzündeter Haut sehr wohltuend sein. Bei der Anwendung von Gesichtsyoga gegen Akne sollten Sie dennoch auch auf einige Dinge achten:

Hygiene hat hier höchste Priorität! Da Ihre Haut ohnehin schon strapaziert ist, sollten Sie diese auf gar keinen Fall mit noch mehr Bakterien belasten. Daher gilt: Waschen Sie Ihre Hände sehr gründlich, bevor Sie mit ihnen Ihr Gesicht bearbeiten, und achten Sie auch bei Ihren Hilfsmitteln, wie zum Beispiel dem Gua-Sha-Stein, auf absolute Sauberkeit! Auch Ihren Kissenbezug sollten Sie bei Pickeln und Unreinheiten noch häufiger als sonst wechseln und waschen, da sich dort ganz besonders viele Bakterien ansammeln, die dann über Nacht auf die Haut gelangen.

Achten Sie zudem darauf, die richtigen Face-Yoga-Übungen auszuwählen und im Zweifel auf Ihre Bedürfnisse abzustimmen. Was das genau heißt? Führen Sie nur Übungen durch, die für Sie schmerzlos sind.

Gerade bei entzündeter Akne können schon die kleinsten Bewegungen im Gesicht schmerzhaft sein. Gehen Sie daher bei Akne besonders vorsichtig vor, um Entzündungen nicht zu verschlimmern. Wählen Sie Übungen aus, die den Lymphfluss anregen, so dass Giftstoffe abtransportiert werden und zugleich die Durchblutung angeregt wird. Die goldene Regel hierbei lautet:

- Arbeiten Sie immer vom Inneren des Gesichtes nach außen! Zudem sollten Sie bei Akne oder unreiner Haut aufpassen, welche Pflegeprodukte oder Öle Sie in Ihre Übungen einbeziehen.
- Öle und Co. können ein tolles Hilfsmittel beim Face-Yoga sein, um die Haut geschmeidiger zu machen – allerdings reagiert hier jeder Mensch unterschiedlich. Bei manchen können ölhaltige Produkte schnell zu noch mehr Hautunreinheiten führen.
- Auch zu aggressive Produkte können oft kontraproduktiv sein. Hierzu zählen zum Beispiel Produkte, die Alkohol enthalten, da die Haut dadurch auf lange Sicht stark ausgetrocknet wird.

Anti-Akne-Übung 1: *Energiefluss*

Wie wirkt diese Übung?
Diese Übung zielt darauf ab, die Durchblutung und den Energiefluss in den Akne-Bereichen zu verbessern und Spannungen zu lösen.

Und so geht's:
Setzen Sie sich aufrecht hin und legen Sie Ihre Hände auf Ihre Oberschenkel. Schließen Sie Ihre Augen. Atmen Sie tief ein und aus, um sich zu entspannen. Legen Sie die Spitzen Ihrer Zeigefinger sanft auf die Akne-Bereiche in Ihrem Gesicht. Üben Sie leichten Druck auf die betroffenen Stellen aus und führen Sie kleine kreisende Bewegungen aus. Führen Sie die Bewegungen sanft und kontrolliert durch, ohne zu stark auf die Haut zu drücken. Konzentrieren Sie sich während der Übung auf Ihre Atmung und stellen Sie sich vor, wie sich die Spannung in den betroffenen Bereichen löst. Fahren Sie mit den kreisenden Bewegungen für etwa 1 bis 2 Minuten fort. Beenden Sie die Übung, indem Sie Ihre Hände von Ihrem Gesicht nehmen und tief ein- und ausatmen, um sich zu entspannen.

Anti-Akne-Übung 2: *Entgiftung*

Wie wirkt diese Übung?
Diese Übung zielt darauf ab, die Durchblutung im Akne-Bereich zu verbessern, Schwellungen zu reduzieren und die Entgiftung der Haut zu fördern. Der Gua-Sha-Stein kann helfen, Spannungen zu lösen und das Erscheinungsbild von Akne zu verbessern.

Und so geht's:
Beginnen Sie mit einem gereinigten Gesicht und einem Gua-Sha-Stein, der für den Akne-Bereich geeignet ist. Tragen Sie eine dünne Schicht eines sanften Gesichtsöls oder Serums auf den Akne-Bereich auf, um die Gleitfähigkeit des Steins zu verbessern. Halten Sie den Gua-Sha-Stein in einer Hand und legen Sie ihn flach auf die von Akne betroffene Haut. Beginnen Sie mit sanftem Druck, bewegen Sie den Stein in langsamen, streichenden Bewegungen über den Akne-Bereich – wie gewohnt von innen nach außen. Verwenden Sie den Stein, um sanft in eine Richtung zu streichen, beispielsweise nach oben oder zur Seite. Vermeiden Sie hin- und hergehende Bewegungen, um die Haut nicht zu reizen. Wiederholen Sie diese Bewegungen für etwa 1 bis 2 Minuten und konzentrieren Sie sich dabei auf den Akne-Bereich. Atmen Sie ruhig und entspannt, während Sie die Bewegungen ausführen, um Stress abzubauen und die Entspannung zu fördern. Nachdem Sie die Übung abgeschlossen haben, reinigen Sie den Gua-Sha-Stein gründlich.

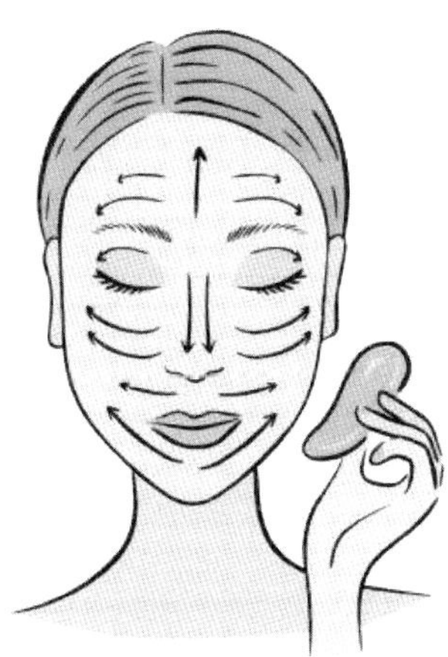

Gesichtsyoga gegen Schnarchen

Schnarchen ist eine nervige Angewohnheit, die oft nicht nur unseren Partnern, sondern auch uns selbst den Schlaf raubt. Und wie Sie bereits gelernt haben, ist ein erholsamer Schlaf Gold wert – vor allem auch in Bezug auf ein jugendliches Aussehen.

Hier kommt nun aber die gute Nachricht: Auch das Schnarchen kann durch Face-Yoga „behandelt" werden. Man kann es sich im wahrsten Sinne des Wortes abtrainieren. Doch wie genau soll das funktionieren? Um das zu verstehen, muss man sich genauer anschauen, wie Schnarchen eigentlich zustande kommt und welche Mechanismen dabei ablaufen. Beim krankhaften (pathologischen) Schnarchen erschlaffen Gewebe und Muskulatur im Rachenraum.

Im Extremfall kann dies sogar zu einem völligen Erschlaffen des Atemschlauchs führen, wodurch man im Schlaf keine Luft mehr bekommt. Es handelt sich hierbei um „Apnoe" genannte Atemstillstände, die dazu führen, dass man nachts immer wieder wach wird. Um zu verhindern, dass die Muskulatur im Rachenraum während des Schlafens erschlafft, sollte man die betroffene Muskulatur trainieren – und zwar mit Hilfe von Face-Yoga! Bevor Sie hierfür spezielle Übungen kennenlernen, kommt ein kurzer Einblick in die aktuelle Forschung. Wissenschaftler konnten herausfinden, dass Sänger nachweislich seltener schnarchen als Menschen, die nicht regelmäßig singen und dadurch ihre Stimme und auch ihre Rachenmuskulatur trainieren. Wer also der Muskulatur im Rachen generell etwas Gutes tun möchte, sollte bei der nächsten Autofahrt laut beim Radio-Hören mitsingen oder auch im Alltag immer einmal wieder ein Liedchen trällern. Nun aber wie versprochen zu den Übungen gegen Schnarchen:

Anti-Schnarch-Übung 1: Einmal fest zubeißen, bitte!

Wie wirkt diese Übung?
Bei dieser Übung werden Ihr Kiefer sowie Ihre Gaumenmuskulatur trainiert.

Zusätzliche Utensilien:
Zahnbürste

Und so geht's:
Begeben Sie sich in eine entspannte Sitzhaltung. Lockern Sie Ihren Kiefer, indem Sie Ihren Mund einige Male locker öffnen und wieder schließen. Nehmen Sie nun Ihre Zahnbürste zu Hilfe. Es sollte sich dabei nicht um eine elektrische Zahnbürste handeln. Achten Sie darauf, dass die Zahnbürste sauber ist. Nun klemmen Sie den Stiel der Zahnbürste zwischen Ihre Zähne. Beißen Sie gut zu, so dass Ihre Muskeln beansprucht werden. Halten Sie diese Position für 10 Minuten. Hierzu können Sie sich gerne einen Timer oder Wecker stellen.

Anti-Schnarch-Übung 2: *Kräftige Zunge*

Wie wirkt diese Übung?
Diese Übung trainiert die Gaumen- und Zungenmuskulatur.

Und so geht's:
Setzen Sie sich bequem hin und kommen Sie zur Ruhe. Lockern Sie vor der Durchführung der Übung ganz besonders Ihre Zunge, indem Sie den Zungenmuskel bewusst in Ihrem Mund entspannen. Nun pressen Sie Ihre Zunge kräftig gegen die Zähne Ihres Unterkiefers. Der Mund bleibt hierbei komplett geschlossen. Halten Sie diese Position für einige Minuten.

Anti-Schnarch-Übung 3: *Starker Unterkiefer*

Wie wirkt diese Übung?
Diese Übung trainiert die Gaumen- und Unterkiefermuskulatur.

Und so geht's:
Lockern Sie Ihren Unterkiefer, indem Sie diesen entspannt einige Male hin- und herschieben und Ihren Mund dabei leicht öffnen. Nun drücken Sie Ihren Unterkiefer mit Hilfe von Muskelkraft stark nach hinten. Halten Sie diese Position für eine Minute und wiederholen Sie die Übung mindestens dreimal.

Wie Sie sehen, ist Face-Yoga also nicht nur ein echtes Anti-Aging-Wunder, sondern es kann auch im Bereich der Gesundheit sehr hilfreich sein. Unterstützt werden kann Gesichtsyoga zusätzlich durch bestimmte Hilfsmittel und Tools – mehr dazu im nächsten Kapitel!

Mit diesen Tools können Sie die Wirkung von Gesichtsyoga unterstützen

Unsere Hände sind beim Gesichtsyoga das wohl wertvollste Werkzeug: Mit Ihnen können wir unser Gesicht massieren, definieren oder die Muskulatur stimulieren. Es gibt allerdings einige Tools, die die Wirkung von Gesichtsyoga noch zusätzlich unterstützen können. Auf den vorherigen Seiten war immer wieder die Rede vom sogenannten Gua-Sha-Stein. Doch dieses Tool ist längst nicht das einzige Hilfsmittel, das Ihr tägliches Face-Yoga bereichern kann! Lesen Sie auf den nächsten Seiten, mit welchen Tools Sie Ihre Übungen unterstützen können!

Der Klassiker beim Gesichtsyoga: Der Gua-Sha-Stein

Wie Sie bereits erfahren haben, handelt es sich beim Gua-Sha-Stein um ein traditionelles chinesisches Massage-Tool, das unter anderem zur Gesichtsmassage angewendet wird. Die meisten Gua-Sha-Steine sind etwa handflächengroß und bestehen aus Jade oder Quarz. Dank der speziellen welligen oder herzförmigen Form lässt sich das Gesicht besonders gut bearbeiten und man kann die Gesichtskonturen einfach nachfahren. Doch was können Gua-Sha-Steine eigentlich alles?

Tatsächlich haben Gua-Sha-Steine zahlreiche Vorteile: Zum einen wird durch ihre Anwendung die Durchblutung angeregt und es werden Schwellungen reduziert. Auch kleine Fältchen lassen sich so ganz natürlich minimieren. Kein Wunder, dass der Trend, der ursprünglich aus Asien stammt, auch bereits Hollywood erobert hat! Zudem eignen sie sich hervorragend, um Cremes, Seren oder Öle in die Haut einzuarbeiten, so dass diese ihre Wirkung optimal entfalten können. Die Steine wirken außerdem auch kühlend, so dass Ihre Haut nach der Anwendung einen wunderbar natürlichen Glow haben wird. Zudem wirken Gua-Sha-Steine entgiftend und reinigen den Körper – aus diesem Grund sind sie auch bei Akne sehr zu empfehlen.

Außerdem werden den verschiedenen Materialien, aus denen die Steine bestehen, unterschiedliche entspannende oder energetisierende Wirkungen zugeschrieben – aber dazu später mehr!

Warum ist der Gua-Sha-Stein die perfekte Ergänzung beim Gesichtsyoga?

Der Gua-Sha-Stein ist durch seine spezielle Form und die glatte, harte Oberfläche perfekt dafür geeignet, die Bewegungen, die wir normalerweise mit unseren Händen durchführen würden, zu intensivieren und zu optimieren. Wer den Stein also regelmäßig in seine Beauty-Routine einbezieht, tut seiner Haut von innen und außen etwas Gutes.

Wie wirken Gua-Sha-Steine?

Bei der Gesichtsmassage mithilfe von Gua-Sha-Steinen wird der Lymphfluss in den Lymphbahnen angeregt. Das heißt im Umkehrschluss: Giftstoffe werden dank der Lymphdrainage schneller abtransportiert, die Haut wird besser mit Nährstoffen versorgt und Schwellungen klingen schneller ab. Das führt dazu, dass Ihre Haut gesünder und frischer wirkt. Ein weiterer Vorteil: Die Gua-Sha-Stein-Anwendung kurbelt Ihre Kollagenproduktion an. Kollagen ist dafür verantwortlich, dass unsere Haut elastisch und jugendlich bleibt (und auch so aussieht!).

Zudem können mithilfe des Gua-Sha-Steins Verspannungen gelöst werden, zum Beispiel im Kiefer. Benutzen Sie hierzu gerne zusätzlich eine pflegende Creme oder ein wohltuendes Serum, um den Stein widerstandslos über das Gesicht gleiten zu lassen. Sogar leichte Kopfschmerzen lassen sich so mindern! Bei regelmäßiger Anwendung kann so auch der Kinn- und Halsbereich gestrafft werden. Und das Beste: Beim Gua-Sha-Stein handelt es sich um ein Naturprodukt, das ohne reizende Stoffe auskommt. Dadurch ist der Stein wirklich für jeden (Haut-) Typ geeignet!

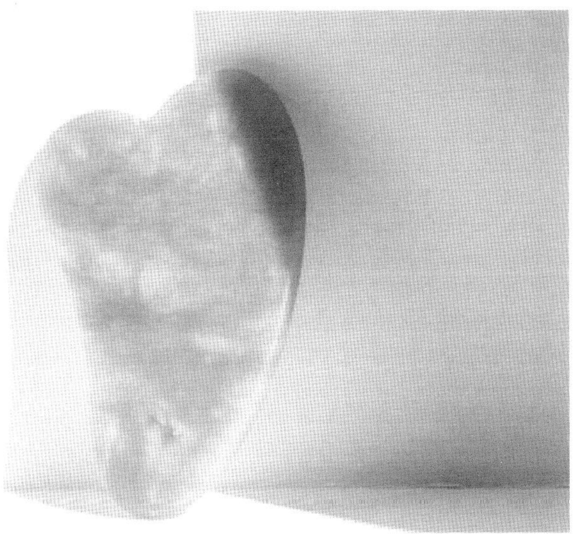

Wie werden Gua-Sha-Steine angewandt?
Das Tolle am Gua-Sha-Stein: Seine Anwendung ist super einfach und dennoch wirkungsvoll und wohltuend. Am besten nehmen Sie sich ein Öl zu Hilfe, um einen (im wahrsten Sinne des Wortes) reibungslosen Ablauf zu gewährleisten. Besonders gut eignen sich hierfür Mandel- oder Kokosöl, da diese sehr reichhaltig sind und die Haut hydratisieren. Sollten Sie unter Unreinheiten leiden, greifen Sie lieber zu Jojoba- oder Arganöl, da diese Öle die Poren nicht verstopfen. Natürlich können Sie alternativ auch auf Gesichtscremes oder Seren zurückgreifen, die Sie in die Haut einarbeiten.

Und so funktioniert Face-Yoga mit dem Gua-Sha-Stein – eine Anleitung:

- **Reinigen:** Reinigen Sie vor der Anwendung sowohl Ihr Gesicht als auch den Gua-Sha-Stein. Für Ihr Gesicht sollten Sie eine milde und möglichst natürliche Reinigungslotion verwenden, die Ihr Gesicht nicht reizt. Sie verhindern durch eine gründliche Reinigung, dass Bakterien auf dem Gesicht verteilt werden.
- **Auftragen des Öls oder der Pflegeprodukte:** Geben Sie ein paar Tropfen des Öls oder des Pflegeprodukts in Ihre Hände und wärmen Sie die Produkte darin leicht auf. Tragen Sie das Produkt anschließend auf Ihrem Gesicht auf. Dadurch wird gewährleistet, dass der Gua-Sha-Stein sanft über das Gesicht gleiten kann.
- **Massieren Sie Ihr Gesicht:** Nun beginnen Sie mit der Gesichtsmassage. Wie Sie bereits auf den vorherigen Seiten erfahren haben, gibt es dabei eine goldene Regel: Arbeiten Sie stets von innen nach außen! Benutzen Sie die verschiedenen Rundungen des Steines, um an Ihren Gesichtskonturen entlangzufahren, und achten Sie dabei darauf, was Ihnen guttut. Üben Sie einen leichten Druck aus. Sie können dabei auch bestimmte Partien in Ihrem Gesicht fokussieren und zum Beispiel bei einem verspannten Kiefer ganz bewusst und mit leichtem Druck die seitlichen Gesichtskonturen entlangfahren.
- **Hals nicht vergessen!** Wichtig ist auch, dass Sie nicht nur Ihr Gesicht, sondern auch Ihren Hals bearbeiten. Oft wird der nämlich vergessen! Üben Sie auch hier leichten Druck aus und fahren Sie mit dem Gua-Sha-Stein über Ihren Hals. Hierfür können Sie auch die flache Seite Ihres Steines verwenden.
- **Säuberung:** Das Face-Yoga mit dem Gua-Sha-Stein sollte etwa 10 bis 15 Minuten durchgeführt werden. Vergessen Sie nach der Anwendung nicht, Ihren Stein mit einer milden Seife zu reinigen, so dass er für die nächste Anwendung direkt wieder einsatzbereit ist.

Welche unterschiedlichen Wirkungen haben die verschiedenen Steine?
Gua-Sha-Steine können aus verschiedenen Materialien bestehen. So gibt es beispielsweise Steine aus grüner Jade oder zartem Rosenquarz. In der Traditionellen Chinesischen Medizin geht man davon aus, dass jeder Stein unterschiedliche Wirkungen hat. Der eine wirkt besonders beruhigend, der andere eher belebend. Mehr über die verschiedenen Wirkungen der Steine und welcher für Sie der richtige ist, erfahren Sie jetzt:

- **Rosenquarz:** Gua-Sha-Steine aus Rosenquarz sind dafür bekannt, energetisierend zu wirken. Der Edelstein kann dabei helfen, Ängste zu mindern oder Stress und Verspannungen zu lösen. Vor allem bei gereizter Haut ist ein Stein aus Rosenquarz die richtige Wahl.

- **Schwarze Jade:** Dieser Stein steht für Ausgeglichenheit, Entspannung und Beruhigung. Besonders wirkungsvoll ist er gegen Entzündungen. In der chinesischen Medizin wird ihm zudem eine reinigende Wirkung nachgesagt. Gua-Sha-Steine aus schwarzer Jade sind sehr gut für empfindliche Haut geeignet.

- **Grüne Jade:** Für Gleichgewicht und Harmonie sind Gua-Sha-Steine aus grüner Jade bekannt. Sie wirken effektiv gegen Unreinheiten und Schwellungen.

- **Quarz:** Vor allem hellem Quarz wird nachgesagt, dass er eine sehr sanfte und beruhigende Wirkung hat. Er sorgt für ein frisches Hautbild und ist daher für jeden Hauttyp zur täglichen Anwendung geeignet.

Mehr als nur ein Trend: Gesichtsroller

Gesichtsroller – oder auch Jade-Roller genannt – funktionieren nach einem sehr ähnlichen Prinzip wie Gua-Sha-Steine. Vor allem in den letzten Jahren haben sie an Beliebtheit gewonnen und sind mittlerweile ein etabliertes Beauty-Tool, das auch beim Face-Yoga zum Einsatz kommen kann. Ähnlich wie Gua-Sha-Steine massieren Gesichtsroller das Gesicht und regen damit die Durchblutung an. Das Ergebnis: ein strahlender Teint und ein sichtbarer Anti-Aging-Effekt. Auch Gesichtsroller bestehen aus verschiedenen Materialien. Hierzu können Sie einen Blick auf die verschiedenen Wirkungen der Materialien bei Gua-Sha-Steinen werfen.

Kleine Unterschiede zwischen Gesichtsroller und Gua-Sha-Stein gibt es jedoch trotzdem. So eignen sich Gesichtsroller vor allem dafür, um größere Gesichtspartien schneller und unkomplizierter zu massieren. Der Gua-Sha-Stein eignet sich dank seiner speziellen Form hingegen deutlich besser für das Nachfahren der Gesichtskonturen. Am effektivsten ist daher eine Kombination beider Beauty-Tools.

Wie wendet man Gesichtsroller an?
Bei der Anwendung von Gesichtsrollern können Sie sich an der Anleitung zur Anwendung des Gua-Sha-Steins orientieren. Das heißt: Reinigen Sie sowohl Ihr Gesicht als auch den Jade-Roller gründlich, bevor Sie mit der Anwendung beginnen. Gerne können Sie auch hier vorab Öl oder ein entsprechendes Serum auftragen. Nun rollen Sie mit dem Gesichtsroller mit leichtem Druck über Ihr Gesicht, und zwar wie gewohnt von innen nach außen und von unten nach oben – also stets entgegen der Schwerkraft. Die meisten Massageroller haben nicht nur eine große Rolle, sondern auch noch eine etwas kleinere Rolle, die sich wunderbar für eine Massage unter den Augen eignet. Streichen Sie auch hier sanft und mit leichtem Druck von innen nach außen. Kleine Fältchen und dunkle Augenringe können so minimiert werden. Vergessen Sie auch die abschließende Reinigung des Rollers nicht!

Gesichtsmassagen

Sowohl Gua-Sha-Steine als auch Gesichtsroller eignen sich wunderbar für Gesichtsmassagen. Doch auch mit unseren bloßen Händen können wir unserem Gesicht in Form einer Massage etwas Gutes tun.

Aber von vorne: Bei einer Gesichtsmassage handelt es sich um eine Anwendung, bei der die Entspannung im Vordergrund steht. Das ist übrigens auch der signifikante Unterschied zum klassischen Face-Yoga. Beim Gesichtsyoga handelt es sich nämlich überwiegend um das Training der Gesichtsmuskulatur, was stets mit einer gewissen Anstrengung verbunden ist. Zwar gibt es auch beim Gesichtsyoga Massageübungen – allerdings nicht ausschließlich. Gesichtsmassagen zielen hingegen vor allem auf Entspannung und den gewissen Wohlfühlfaktor ab.

Sie können zudem Muskelverspannungen lockern und generell Stress und Anspannung lindern. Wenn Sie regelmäßig kleine Gesichtsmassagen in Ihr Face-Yoga integrieren, können Sie sich schon bald über eine viel entspanntere und lebendigere Mimik freuen. Zudem regen Sie auch hier die Durchblutung und den Lymphfluss an. Wie oft Sie Ihr Gesicht massieren, bleibt Ihnen überlassen. Generell wird empfohlen, mindestens einmal wöchentlich ergänzend zum Gesichtsyoga eine etwa 15-minütige Gesichtsmassage durchzuführen. Wie Sie konkret dabei vorgehen, erfahren Sie nachfolgend.

Gesichtsmassage – eine Anleitung

Wie wirkt diese Übung?
Bei dieser Übung handelt es sich um eine Massage für das ganze Gesicht. Sie wirkt entspannend und erholsam und kann nach Belieben in Ihr Gesichtsyoga integriert werden. Zudem werden hierbei die Durchblutung und der Lymphfluss angeregt.

Und so geht's:
Begeben Sie sich in eine bequeme und entspannte Sitzposition und stellen Sie sicher, dass Ihre Hände sauber sind. Gerne können Sie vor der Massage für mehr Geschmeidigkeit etwas Öl auf Ihrem Gesicht auftragen oder in Ihren Händen verteilen. Beginnen Sie Ihre Massage nun, indem Sie Ihre Handinnenflächen auf Ihre Wangen legen. Führen Sie nun mit leichtem Druck sanft kreisende Bewegungen aus. Nach etwa zwei Minuten streichen Sie mit Ihren Handinnenflächen von der Gesichtsmitte über die Wangen nach außen. Wiederholen Sie diese Bewegung langsam einige Male. Legen Sie nun Ihre beiden Zeigefinger in die Nasolabialfalten und üben Sie leichten Druck aus. Bewegen Sie Ihre Finger auch hier in kleinen kreisenden Bewegungen. Legen Sie Ihre Zeigefinger anschließend an Ihre Schläfen und kreisen Sie auch hier mit leichtem Druck für 2 bis 3 Minuten. Greifen Sie zum Schluss mit einer Hand an Ihre Nase und streichen Sie mit der anderen Hand jeweils über die Unterseiten Ihrer Augenbrauen am Knochen der Augenhöhle entlang. Auch hier gilt: von innen nach außen. Üben Sie leichten Druck aus und pausieren Sie nach etwa 2 Minuten. Legen Sie abschließend Ihre beiden Zeigefinger in Ihre Augenhöhlen und üben Sie leichten Druck aus. Entspannen Sie und schließen Sie für eine Minute Ihre Augen.

Beauty-Taping

Schon einmal was von Beauty-Taping gehört? Es handelt sich hierbei um eine neuartige Methode, bei der Tapestreifen zum Beispiel so geklebt werden, dass sie den Lymphfluss unterstützen oder bewusst auf dem Bereich der mimischen Gesichtsmuskulatur aufliegen. So soll der Körper beim Abtransport von Giftstoffen und beim Loswerden von eingelagerten Flüssigkeiten unterstützt werden. Zudem soll so die Muskulatur entspannt werden, was wiederum der Entstehung von Falten vorbeugt. Kurz um: Beauty-Taping zielt auf sehr ähnliche Aspekte wie Face-Yoga ab und kann daher eine tolle Unterstützung sein und ergänzend zum Gesichtsyoga angewandt werden.

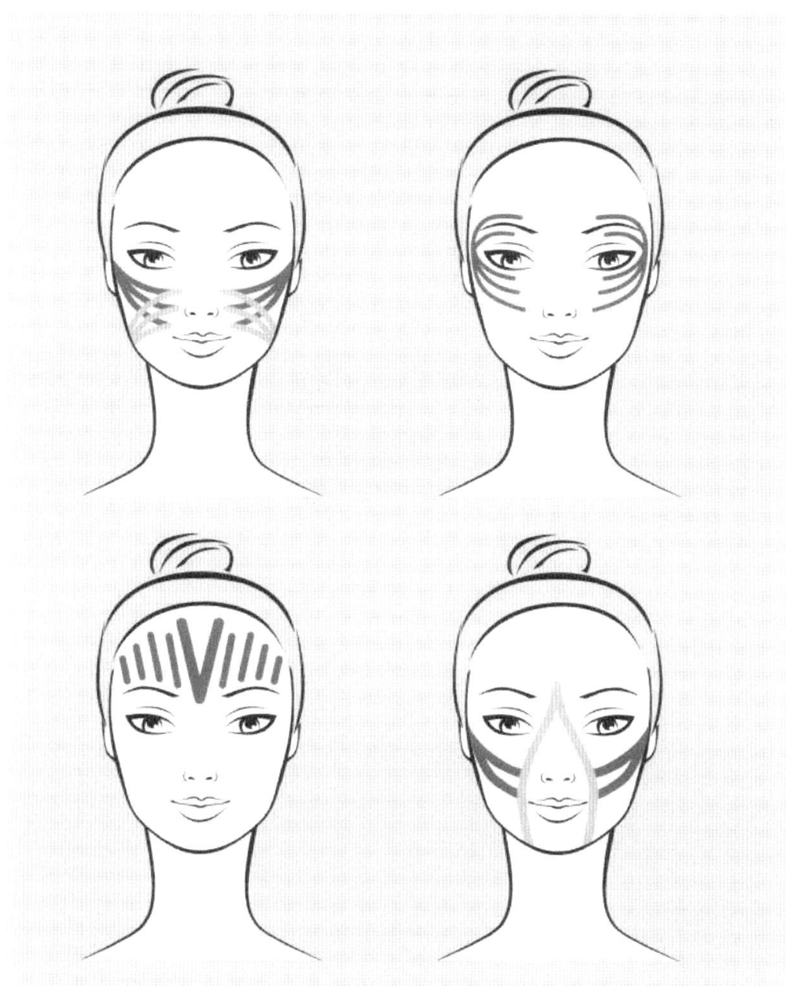

Wie funktioniert Beauty-Taping?
Beim Beauty-Taping wird sich die Funktionsweise von kinesiologischem Taping zunutze gemacht, das heißt: Es werden Tapes auf der Haut angebracht, die vorwiegend die obere Hautschicht fixieren. Bei jeder Bewegung wird dadurch das darunterliegende Gewebe verschoben, so dass ein Massage-Effekt eintritt. Der dabei entstehende Reiz harmonisiert den Muskeltonus und hilft beim Lösen von Verspannungen. Ein weiterer Vorteil besteht darin, dass sich die Klappen der Lymphgefäße leichter öffnen und dadurch mehr Flüssigkeit aus den diversen Geweben in die Lymphgefäße aufgenommen wird.

Dadurch können Abfallstoffe noch schneller abtransportiert werden und es kommt zu einer besseren Durchblutung.

Zur Durchführung benötigen Sie sogenannte kinesiologische Tapes. Es handelt sich hierbei um elastische Bänder, die auf der Haut haften. Erhältlich sind sie in verschiedenen Farben und Ausführungen. Lassen Sie sich beim Kauf gerne beraten, welche Tapes sich für die Anwendung im Gesicht eignen. Generell sind allerdings alle kinesiologischen Tapes hautfreundlich und können daher auch fürs Face-Taping angewandt werden. Baumwolltapes haben sich jedoch als besonders verträglich erwiesen. Zudem sollten Sie darauf achten, dass die Tapes einerseits gut haften, andererseits aber auch wieder leicht von der Haut ablösbar sind. Für Allergiker oder Personen mit besonders empfindlicher Haut eignet sich hypoallergener Kleber sehr gut.

Wie wirkt Beauty-Taping?

Wird Beauty-Taping regelmäßig ergänzend zum Face-Yoga angewandt, kann es unter anderem die Hautstruktur verbessern, Faltenbildung vermeiden und dafür sorgen, dass die Haut besser mit Nährstoffen versorgt wird. Wie oft Sie das Beauty-Taping anwenden, bleibt Ihnen überlassen. Empfehlenswert ist eine regelmäßige Anwendung etwa ein- bis zweimal wöchentlich.

Beauty-Taping – So geht's:

Es gibt zwei verschiedene Techniken, mit denen das kinesiologische Tape angelegt werden kann.

Technik 1: Lymphtechnik

Bei Anwendung dieser Technik werden sowohl die Basis als auch die Zügel im Verlauf des Lymphsystems geklebt. Als Basis wird das Tape als solches bezeichnet, als Zügel bezeichnet man den gegebenenfalls aufgespaltenen Anteil des Tapes.

Technik 2: Muskeltechnik

Bei dieser Technik wird die Basis im Bereich des Ursprungs des Muskels geklebt. Die Zügel hingegen umfassen den eigentlichen Muskel.

Unabhängig von der Wahl Ihrer Technik funktioniert das Tapen immer sehr ähnlich: Zunächst schneiden Sie Ihr Tape auf die gewünschte Länge und Form zu. Das Tape wird dann aufgeklebt. Um es zu „aktivieren“, streichen Sie anschließend noch einige Male über die Struktur des Tapes.

Beauty-Taping – eine Anleitung

Wie wirkt diese Übung?
Diese Übung kann unter anderem die Hautstruktur verbessern, Faltenbildung vermeiden und dafür sorgen, dass die Haut besser mit Nährstoffen versorgt wird.

Und so geht's:
Da sämtliche Lymphbahnen des Kopfes in Richtung der Schlüsselbeine verlaufen, konzentriert sich diese Übung auf die Regionen des Schlüsselbeins und der Ohren. Es wird angestrebt, dass die Lymphflüssigkeit genau dorthin geleitet wird. Setzen Sie die Basis des ersten Tapes an Ihrem Schlüsselbein an und aktivieren Sie es durch Reiben. Die Zügel – also die gespaltenen Enden des ersten Tapes – verlaufen nun in Richtung des Halses. Bringen Sie diese ohne Spannung an und streichen Sie dann zur Aktivierung über das Tape. Wiederholen Sie den Vorgang auch für Ihr zweites Schlüsselbein. Die Basis des zweiten Tapes wird neben dem Ohr auf das Gesicht gelegt. Die Zügel erstrecken sich in Richtung der Nase bzw. des Mundes. Fächern Sie die Zügel dabei leicht auf, so dass die einzelnen Bestandteile des Tapes wie Sonnenstrahlen von der Basis weggehen. Den Vorgang wiederholen Sie nun ebenfalls auf der anderen Gesichtsseite. Die dritte Basis wird an den Schläfen angelegt. Die Zügel erstrecken sich hierbei in Richtung der Stirn und verlaufen oberhalb der Augenbrauen. Vergessen Sie auch hier nicht, das Tape durch Reiben zu aktivieren.

Zugegeben: Beauty-Taping bzw. Face-Taping ist nichts für jedermann. Dennoch sollten Sie dem Tool eine Chance geben und es zumindest einmal ausprobieren. Sie werden staunen, wie angenehm die Anwendung sein kann!

Auf den nächsten Seiten erfahren Sie nun weitere wertvolle Tipps für eine schöne Haut und ein jugendliches Aussehen!

Die Rundumpflege für Ihr Gesicht – Das sollten Sie beachten

Wie sagt man so schön: Wahre Schönheit kommt von innen. Dieses Sprichwort bezieht sich allerdings nicht nur auf den Charakter eines Menschen, sondern es steckt noch viel mehr dahinter. Wie schön wir sind und wie sehr unsere Haut strahlt, hängt nämlich auch zu einem großen Anteil davon ab, wie es in unserem Inneren aussieht und wie wir uns ernähren.

Gesichtsyoga ist ein wahnsinnig hilfreiches Tool für ein jugendliches Aussehen – allerdings können all die Übungen nur dann ihre gesamte Wirkung entfalten, wenn auch das „Drumherum" stimmt, sprich: die richtige Ernährung sowie die richtige Gesichtspflege. Diese beiden Faktoren bieten sozusagen die Rahmenbedingungen für erfolgreiches Gesichtsyoga. Und genau darum soll es auf den folgenden Seiten gehen. Wenn Sie die untenstehenden Ratschläge und Tipps befolgen, sind Sie bestens gegen das Älterwerden gewappnet und werden in Zukunft von innen und außen strahlen!

Hautpflege beginnt mit der richtigen Ernährung

„Du bist, was du isst" – das ist nicht nur irgendein Sprichwort, sondern dahinter steckt eine große Portion Wahrheit. Unsere Ernährung hat einen direkten Einfluss darauf, wie wir aussehen und wer wir letztendlich auch „sind". Umgekehrt sagt unser Hautbild auch sehr viel darüber aus, wie es um unseren Gesundheitszustand steht. Eine Haut, die zum Beispiel unter starken Unreinheiten und Entzündungen leidet, kann unter anderem ein Hinweis darauf sein, dass etwas mit unserem Körper nicht stimmt und beispielsweise unsere Ernährung zu unausgewogen ist. Auch trockene oder besonders sensible Haut kann ein Anzeichen dafür sein, dass unser Körper nicht ausreichend mit Vitaminen und Mikronährstoffen versorgt ist. Die richtige Ernährung ist also wahnsinnig wichtig – nicht nur für unsere körperliche Gesundheit, sondern ganz oberflächlich betrachtet auch für unsere Optik. Wer sich ausgewogen und gesund ernährt, kann nämlich auch die Hautalterung vermindern und damit die Effekte des Face-Yoga maximieren. Aber wie genau funktioniert das mit der richtigen Ernährung? Worauf muss man achten? Welche Lebensmittel sind besonders wertvoll? Und was hat unser Darm mit all dem zu tun? Genau darum geht es auf den nächsten Seiten!

Die Basics rund um eine gesunde Ernährung

Über die richtige Ernährung könnte man ganze Bücher schreiben. Die Basics sind allerdings relativ schnell erklärt und in der Praxis gar nicht so schwer umzusetzen. Wenn man erst einmal weiß, wie es geht und worauf man achten muss, ist eine gesunde und ausgewogene Ernährung auch im Alltag leicht umzusetzen. Ihre Gesundheit und auch Ihre Haut werden es Ihnen danken!

Sie sind die grundlegenden Bestandteile unserer Ernährung: die Makro-Nährstoffe Kohlenhydrate, Fette und Eiweiße. Um den Körper optimal zu versorgen, sollte stets darauf geachtet werden, dass er mit all diesen Makronährstoffen optimal versorgt ist. Wie viel Sie davon genau brauchen und was diese Stoffe im Körper bewirken, erfahren Sie nachfolgend.

Eiweiß

Eiweiße sind den meisten Menschen als „Proteine" bekannt. Vor allem Hochleistungssportler nehmen sie vermehrt zum Muskelaufbau zu sich. Aber auch für „Normalos" sind Eiweiße essenziell, da unser Körper diesen Nährstoff nicht selbst bilden kann, sondern unbedingt durch Ernährung zugeführt bekommen muss. Eiweiße haben dabei vielfältige Funktionen in unserem Körper: Sie stellen zum Beispiel den Hauptbestandteil unserer Zellen, Muskeln und Organe da. Da es auch beim Face-Yoga unter anderem um den Erhalt oder Aufbau von Muskulatur geht, ist eine ausreichende Eiweiß-Zufuhr auch hier absolut essenziell!

Verzehrempfehlung: Ernährungsexperten empfehlen etwa eine Zufuhr von 0,8 bis 1,2 Gramm pro Kilogramm Körpergewicht. Insgesamt sollten Eiweiße etwa 25 % unserer täglichen Energiezufuhr ausmachen.
Hier steckt besonders viel Eiweiß drin: Fleisch, Fisch, Milchprodukte, Ei, Hülsenfrüchte, Nüsse, Sojaprodukte

Fett

Fett macht fett? Das ist ein alter Mythos, von dem Sie sich getrost verabschieden können – zumindest dann, wenn Sie auf die richtigen Fette setzen! Fett ist nämlich nicht gleich Fett. Einige gesunde Fette sind für unseren Körper absolut essenziell und Träger von fettlöslichen Vitaminen. Mehrfach ungesättigte Fettsäuren, wie zum Beispiel Omega 3, schützen unsere Haut und Organe und sind ein wichtiger Bestandteil unserer Zellmembran. Bevorzugt werden sollten im Rahmen einer gesunden Ernährung übrigens pflanzliche Fettsäuren, da diese im Gegensatz zu tierischen Fettsäuren meist ungesättigt sind.

Verzehrempfehlung: Nicht mehr als 30 % der täglichen Kalorienzufuhr sollte aus Fett bestehen.
Hier steckt besonders viel Fett drin: Pflanzliche Öle, Ölsamen, Avocado, Nüsse, Fisch

Kohlenhydrate

Kohlenhydrate haben oft einen besonders schlechten Ruf – und das, obwohl sie den größten Bestandteil unserer Ernährung ausmachen sollten! Kohlenhydrate liefern unserem Körper Energie, die dieser laufend verbraucht, zum Beispiel für die Versorgung von Organen, Muskeln und unserem Gehirn. Allerdings gibt es auch hier kleine Unterschiede. So empfehlen Ernährungsexperten zum Beispiel, dass vorwiegend auf langkettige Kohlenhydrate zurückgegriffen werden sollte, da diese zusätzliche Ballaststoffe enthalten und länger sättigen. Empfehlenswert sind daher Vollkornprodukte, da diese im Gegensatz zu Produkten aus weißem Mehl aus wertvollen langkettigen Kohlenhydraten bestehen.

Verzehrempfehlung: Etwa 45–50 % unserer gesamten Energiezufuhr sollte aus Kohlenhydraten bestehen. Es wird empfohlen, pro Kilogramm Körpergewicht etwa 5 bis 6 Gramm Kohlenhydrate zu sich zu nehmen.
Hier stecken besonders viele Kohlenhydrate drin: Vollkornprodukte wie Brot oder Nudeln, Reis, Kartoffeln, Obst

Die Basics einer gesunden Ernährung haben Sie nun also drauf! Im Folgenden finden Sie jedoch noch weitere wertvolle Tipps, worauf es bei der richtigen Ernährung ankommt!

Tipps für eine schöne Haut durch Ernährung

- Trinken Sie genug Wasser! Als erwachsener Mensch sollte man täglich mindestens 2 bis 3 Liter (am besten stilles) Wasser trinken. So wird nicht nur Ihr Körper, sondern auch Ihre Haut optimal hydriert und kann strahlen!
- Vermeiden Sie für eine reine Haut zuckerhaltige Lebensmittel! Auch der Verzehr von zu vielen Milchprodukten kann das Hautbild verschlechtern.
- Zinkhaltige Lebensmittel tun unserer Haut besonders gut! Zink ist für die Zellteilung von großer Bedeutung und trägt so dazu bei, dass sich die Haut gesund erneuern kann.
- Bevorzugen Sie Lebensmittel, die Ihrer Haut guttun! Dazu zählen beispielsweise Lebensmittel, die viel Vitamin B2 enthalten, da sich dieses Vitamin positiv auf das Zellwachstum auswirkt und die Haut insgesamt widerstandsfähiger macht. Enthalten ist das Vitamin zum Beispiel in magerem Fleisch, Gemüse wie Grünkohl oder in Vollkornprodukten.

- Omega-3-Fettsäuren sind gut für die Haut! Sie liefern dieser Feuchtigkeit und sorgen für Spannkraft.
- Grundsätzlich gilt
- Essen Sie eiweißhaltige Lebensmittel! Um Muskeln – vor allem auch beim Gesichtsyoga – aufbauen zu können, sollten Sie unbedingt auf ausreichend Eiweiß in Ihrer Ernährung achten.
- Essen Sie möglichst natürlich! Das heißt: Greifen Sie auf möglichst unverarbeitete Lebensmittel zurück, die ohne viele Zusatzstoffe auskommen. Je natürlicher und unverarbeiteter das Lebensmittel, desto besser
- Essen Sie bunt! „Bunt" bedeutet in diesem Kontext, dass Sie sich möglichst vielseitig ernähren sollen. Essen Sie auf keinen Fall einseitig, sondern greifen Sie auf eine große Bandbreite zurück, so dass Ihr Körper mit allen wichtigen Nährstoffen und Vitaminen versorgt ist.
- Essen Sie langsam und genießen Sie! Versuchen Sie, Ihr Essen nicht herunterzuschlingen, sondern lassen Sie auch beim Essen eine gewisse Achtsamkeit walten. Essen Sie langsam und genussvoll und nehmen Sie die verschiedenen Gerüche und Geschmäcke achtsam wahr.

Anti-Aging mit Hilfe der richtigen Ernährung
Die Ernährung spielt also eine wahnsinnig große Rolle für unsere Gesundheit, unser Wohlbefinden und schließlich auch unser Aussehen. Mit dem richtigen Knowhow kann man mit Hilfe der richtigen Lebensmittel sogar einen echten Anti-Aging-Effekt erzielen!

Eine zentrale Rolle für die Gesundheit der Haut spielt Vitamin A. Es sorgt dafür, dass alle Prozesse richtig ablaufen und die Haut optimal versorgt ist. Bei einer unzureichenden Aufnahme des Vitamins kann es zu Trockenheit der Haut kommen, was eine vorzeitige Hautalterung bedingt. Auch Vitamin C sollte im Hinblick auf vorzeitige Hautalterung in ausreichenden Mengen zu sich genommen werden. Das Vitamin unterstützt nämlich die Kollagenbildung, die einen enormen Einfluss auf die Bildung von Falten hat.

Generell sollte für ein gutes Hautbild zudem auf eine ausreichende Versorgung mit Vitaminen der B-Gruppe geachtet werden. Hierzu zählen Biotin, Niacin und Riboflavin.

Ein echtes „Superfood" sind außerdem Tomaten. Sie enthalten nämlich sogenannte Carotinoide, die als Antioxidantien im Körper eine wichtige Rolle spielen. Antioxidantien haben eine wichtige Funktion als Radikalfänger. Das heißt: Sie fangen freie – und damit schädliche – Radikale ab, die zum Beispiel durch Sonneneinstrahlung oder die Aufnahme von Giftstoffen freigesetzt werden. Dadurch liefern sie einen wichtigen Beitrag zur Vermeidung vorzeitiger Hautalterung.

Diese Lebensmittel sind echte Anti-Aging-Wunderwaffen:

- **Spargel, Gerste und Hafer** enthalten das wertvolle Spurenelement Silicium.
- **Grapefruits, rote Paprika und Beeren** enthalten besonders viel Vitamin C.
- **Vollkornprodukte, hochwertige Öle, Samen und Nüsse** enthalten wertvolles Vitamin E.
- In **fetten Seefischen wie Lachs, Thunfisch oder Hering, Fleisch, Nüssen oder Soja** ist viel Coenzym Q10 enthalten.
- **Dunkles, farbiges Gemüse und Obst, wie zum Beispiel Spinat, Paprika, Beeren, Avocado oder blaue Trauben,** enthalten Betacarotin und weitere Antioxidantien.

Welche Rolle spielt unser Darm?

Die Haut als Spiegel des Darms – das ist nicht nur eine Floskel, sondern eine Aussage mit durchaus wissenschaftlichem Rückgrat. Darm und Haut sind nämlich tatsächlich durch das Immunsystem miteinander verbunden und beeinflussen sich so auch gegenseitig. Wenn die Darmflora aus dem Gleichgewicht ist, merkt man dies meist sofort in Form von Unreinheiten oder Entzündungen an der Haut.

Dies belegen zahlreiche Studien: Menschen, die Hautprobleme haben, weisen besonders oft eine veränderte Darmflora und Darmbarriere auf. Doch wie kann es überhaupt zu einer solchen kommen? Grund dafür sind neben einer ungesunden oder nährstoffarmen Ernährung vor allem Stress und Medikamente, die die Artenvielfalt der Darmflora gefährden.

Für ein strahlendes, jugendliches Hautbild sind vor allem Lactobazillen und Bifidobakterien verantwortlich. Sie werden oftmals auch als nützliche Darmkeime bezeichnet. Um zu gewährleisten, dass sich auf unserem Darm möglichst viele solcher nützlichen Darmkeime befinden, müssen diese mit dem richtigen „Futter“ versorgt werden. Und das wiederum haben wir selbst in der Hand: Die nützlichen Darmbakterien haben nämlich vor allem lösliche Ballaststoffe „zum Fressen gern“. Diese stecken vor allem in pflanzlichen Lebensmitteln, wie zum Beispiel in Obst, Gemüse, Hülsenfrüchten oder Vollkornprodukten. Ganz oben auf der Liste stehen Pastinaken, Schwarzwurzeln und Topinambur. Als besonders darmfreundlich gelten zudem auch bitterstoffreiche Pflanzen, wie zum Beispiel die Artischocke. Diese können die Funktion der Galle und Leber anregen, wodurch die Verdauungstätigkeit des Darms unterstützt wird.

Auch auf eine ausreichende Aufnahme der richtigen Vitamine sollte unserem Darm zuliebe geachtet werden: Die Vitamine A, B2, Niacin und Biotin sind absolut essenziell für einen gesunden Darm und eine strahlende Haut.

Hier finden Sie nochmals eine kurze Checkliste mit allen Do's und Don'ts für einen gesunden Darm und damit einhergehend eine jugendliche Haut:

DON'TS:	DO'S:
wenige Ballaststoffe	lösliche Ballaststoffe
ungesunde Fette	bitterstoffreiche Pflanzen
zu viel Zucker	Nährstoffe für die Schleimhaut: Vitamin A, B2
Alkohol	ausreichend Flüssigkeit
zu viel Eiweiß	fermentierte Lebensmittel
stark verarbeitete Lebensmittel	schonende Zubereitung, z.B. Dämpfen
die Einnahme aggressiver Medikamente	gut kauen

Die optimale Gesichtspflege

Neben der richtigen Ernährung gibt es noch einen weiteren wichtigen Faktor, der die Wirksamkeit von Face-Yoga stark beeinflusst: die richtige Gesichtspflege. Eine gesunde, jugendliche Haut kommt nämlich von innen und von außen. Worauf Sie bei Ihrer Gesichtspflege achten sollten, so dass diese zur perfekten Ergänzung zum Face-Yoga wird, erfahren Sie jetzt!

Jede Haut ist anders

Bevor Sie sich intensiver mit speziellen Produkten auseinandersetzen, sollten Sie sich zunächst darüber bewusstwerden, wie viele unterschiedliche Hauttypen es gibt. Genauso wie jeder Mensch anders und einzigartig ist, ist auch unsere Haut sehr individuell. Dementsprechend hat jeder Mensch andere Bedürfnisse. Um also optimal auf Ihre individuellen Bedürfnisse eingehen zu können, sollten Sie zunächst herausfinden, welchen Hauttyp Sie selbst haben. Bedenken Sie dabei auch, dass sich die Bedürfnisse der Haut von Zeit zu Zeit ändern können. Nur weil Sie als Teenager sehr ölige Haut hatten, heißt das noch lange nicht, dass Sie auch heute noch diesen Hauttyp haben. Zudem kann es auch zu Mischformen kommen, sprich: Die Haut im Gesicht kann an manchen Stellen eher trocken, an anderen wiederum eher ölig sein.

Normale bis trockene Haut

Ihre Haut fühlt sich trocken an, spannt häufig und neigt dazu, Hautschüppchen zu bilden? Dann neigen Sie zu trockener Haut. Dieser Hauttyp neigt besonders schnell dazu, Falten oder feine Linien zu bilden. Zudem weist die Haut einen Mangel an Straffheit auf und ist meist glanzlos. Diese Haut benötigt eine besonders reichhaltige Pflege. Neben feuchtigkeitsspendenden Produkten können Sie hier auch gerne zu eher „fettigeren" Ölen greifen, die tief und pflegend in die Haut eindringen können.

Sensible Haut

Sie leiden häufig unter Rötungen und Irritationen? Ihre Haut hat einen leicht pinken Unterton, ist sehr empfindlich und reagiert sofort auf unliebsame oder fremde Inhaltsstoffe? Dann „leiden" Sie definitiv unter sensibler Haut. Sie sollten bei Ihren Pflegeprodukten ganz besonders auf Natürlichkeit achten und auf milde Produkte zurückgreifen. Inhaltsstoffe wie Alkohol sollten Sie möglichst vermeiden.

Normale bis ölige und zu Unreinheiten neigende Haut

Ihre Haut zeichnet sich durch vergrößerte Poren, Mitesser oder Hautglanz aus? An der Stirn, der Nase und im Bereich des Kinns wirkt Ihre Haut immer ganz besonders ölig? Dann gehören Sie dem öligen Hauttyp an. Viele Menschen, die zu diesem Hauttyp gehören, versuchen, ihrer Haut Feuchtigkeit zu „entziehen", indem sie sie mit aggressiven Produkten austrocknen. Das ist allerdings komplett kontraproduktiv! Häufig ist der glänzende Film auf der Haut die Folge einer Überproduktion der Talgdrüsen als Reaktion auf dehydrierte Haut. Achten Sie also auch bei diesem Hauttyp auf feuchtigkeitsspendende Produkte. Auf Öle sollten Sie hingegen verzichten.

Tipps für die Gesichtspflege

Unabhängig von Ihrem Hauttyp gibt es einige Tipps und Tricks, die bei jedem Menschen für eine möglichst gesunde Haut sorgen und damit Ihre Gesichtsyoga-Routine optimal unterstützen. Diese finden Sie nachfolgend:

- **Regelmäßige Reinigung:** Um Unreinheiten zu verhindern, sollten Sie Ihre Haut mindestens einmal täglich gründlich reinigen. Der beste Zeitpunkt hierfür ist vor dem Zubettgehen. Benutzen Sie hierfür eine milde Reinigungslotion oder ein Öl (gerne auch Kokos- oder Olivenöl aus der Küche), um Makeup und Schmutz aus Ihrem Gesicht zu entfernen. Auch nach dem Aufstehen sollten Sie Ihr Gesicht kurz waschen. Hier ist allerdings eine Reinigung mit klarem Wasser oder Toner ausreichend – schließlich soll die natürliche Hautbarriere durch zu viel Reinigung nicht zerstört werden.
- **Peelings & Masken:** Eine kleine Auszeit können Sie Ihrer Haut durch die Anwendung von Masken schenken. Greifen Sie auch hierbei auf möglichst natürliche Produkte zurück, wie zum Beispiel Heilerde oder Joghurt. Auch Peelings sollten etwa einmal pro Woche zum Einsatz kommen. Sie sorgen dafür, dass die Haut von abgestorbenen Hautschüppchen befreit wird und wieder glatt und rosig erscheint.
- **Feuchtigkeit:** Achten Sie darauf, dass Ihre Haut ausreichend mit Feuchtigkeit versorgt wird! Das bedeutet im Umkehrschluss auch, dass Sie zum Beispiel auf aggressive Reinigungsprodukte mit Alkohol verzichten sollten, da diese die Haut austrocknen. Greifen Sie stattdessen auf feuchtigkeitsspendende Inhaltsstoffe wie Aloe vera zurück.

- **Schützen Sie Ihre Haut:** Vergessen Sie nicht, Ihre Haut vor Sonnenstrahlung zu schützen. Am besten tragen Sie vor allem im Gesicht täglich einen Sonnenschutz auf. Bedenken Sie auch, dass selbst an bewölkten Tagen schädliche UV-Strahlen auf unsere Haut gelangen können.
- **Kaltes Wasser´:** Achten Sie beim Waschen Ihres Gesichtes unbedingt darauf, dass Sie kein zu heißes Wasser verwenden. Dieses trocknet die Haut nämlich aus. Greifen Sie stattdessen auf kaltes Wasser zurück – das fördert zusätzlich die Durchblutung und sorgt für einen Frische-Kick.
- **Bitte nicht überpflegen!** Übertreiben Sie es nicht mit der Gesichtspflege und bleiben Sie bei hochwertigen, dafür aber wenigen Produkten. Wer wöchentlich seine Pflegeroutine wechselt und ständig neue Produkte einbringt, bringt die Haut durcheinander und sie wird mit Gereiztheit reagieren.
- **Ausreichend Wasser trinken!** Feuchtigkeit sollte der Haut nicht nur von außen, sondern auch von innen zugeführt werden. Trinken Sie daher ausreichend Wasser!
- **Gesunder Schlaf:** Vergessen Sie nicht, wie wichtig ein ruhiger und erholsamer Schlaf für eine gesunde Haut ist! Achten Sie daher darauf, dass Sie täglich ausreichend schlafen.
- **Tupfen statt rubbeln!** Um die Haut nicht zu reizen, sollten Sie zum Beispiel mit Waschlappen niemals über die Haut rubbeln. Die raue Oberfläche irritiert die Haut und kann sogar zu kleinen Mikro-Verletzungen führen, die die Haut schädigen. Versuchen Sie es stattdessen mit einem sanften Tupfen.
- **Von unten nach oben:** Wenn Sie mit einem Wattepad oder Abschminktuch über Ihr Gesicht gehen, sollten Sie unbedingt von unten nach oben arbeiten. Streichen Sie mit dem Wattepad nach unten, unterstützen Sie nur zusätzlich das Absacken des Gesichtes, das ohnehin durch den Alterungsprozess geschieht. Wenn Sie allerdings entgegen der Schwerkraft – also von unten nach oben – arbeiten, bauen Sie in Ihre Pflege ganz nebenbei ein kleines Lifting ein.
- **Cremes richtig einarbeiten:** Achten Sie darauf, dass Ihre Pflegeprodukte auch wirklich richtig in die Haut eingearbeitet werden, so dass sie auch ihre volle Wirkung entfalten können. Schmieren Sie die Creme also nicht nur oberflächlich auf die Haut, sondern arbeiten Sie diese gerne mit einem leichten Klopfen ein. Auch Gesichtsroller eignen sich perfekt, um Pflegeprodukte nachhaltig in die Haut einzuarbeiten.

Da auf den letzten Seiten immer wieder die Rede von möglichst „natürlichen“ Pflegeprodukten war, kommt nun ein kleiner Bonus für Sie: Auf den nächsten Seiten erfahren Sie, wie Sie Gesichtspflege ganz einfach und natürlich selbst herstellen können!

Bonus: So stellen Sie Ihre natürliche Gesichtspflege selbst her

Was für unsere Ernährung gilt, gilt auch für unsere Gesichtspflege: Je natürlicher, desto besser! Zusatzstoffe, wie zum Beispiel Duft- und Farbstoffe oder irgendwelche Weichmacher, sind auf Dauer nicht gut für unsere Haut und können sogar den Alterungsprozess beschleunigen. Schaut man auf die Inhaltsstoffe herkömmlicher Kosmetik, wird man schnell feststellen, dass man die meisten Begrifflichkeiten gar nicht richtig zuordnen kann. Hinter komplizierten Begriffen wie Polyethylene oder Acrylates Copolymer verstecken sich oft höchst bedenkliche Inhaltsstoffe. Die besseren Alternativen sind hier oft Produkte der Naturkosmetik, die auf natürliche Inhaltsstoffe setzen. Wer allerdings ganz genau wissen möchte, was in den eigenen Pflegeprodukten steckt, der sollte sie am besten selbst herstellen. Klingt kompliziert – ist es aber gar nicht! Wie Sie Ihre eigene, ganz natürliche Hautpflege herstellen und dabei die Kraft der Natur nutzen können, erfahren Sie im Anschluss!

Mildes Reinigungsöl

Dieses Reinigungsöl ist ein echter Alleskönner: Es pflegt, hydriert und reinigt die Haut sanft. Dabei versorgt es die Haut mit wertvollen Inhaltsstoffen und beugt der Hautalterung vor. Die Anwendung ist ganz einfach: Feuchten Sie (am besten abends) Ihr Gesicht an. Geben Sie nun einige Tropfen des Öls auf Ihre Hände und arbeiten Sie es langsam in kreisenden Bewegungen in Ihr Gesicht ein. Nehmen Sie anschließend einen Waschlappen zur Hand, befeuchten Sie diesen und drücken Sie ihn ganz sanft auf Ihr Gesicht. Tupfen Sie die Reinigungslotion ganz sanft von Ihrem Gesicht.

Die Zutaten:
50 ml Mandelöl
20 ml Rizinusöl
30 ml Jojobaöl
2 Tropfen Vitamin E (optional)

Und so geht's:
Messen Sie die Mengen der Öle mit Hilfe einer Waage genau ab. Vermischen Sie die Zutaten nun in einem kleinen Becherglas. Geben Sie zum Schluss das Vitamin E hinzu. Mischen Sie so lange weiter, bis sich die Öle wirklich miteinander verbunden haben. Füllen Sie im Anschluss Ihr selbstgemischtes Reinigungsöl in eine kleine Braunglasflasche mit Tropfpipettenverschluss.

Pflegende Gesichtscreme

Diese Gesichtscreme pflegt Ihre Haut butterweich und versorgt Sie mit wertvollen Inhaltsstoffen. Tragen Sie eine erbsengroße Menge der Creme auf das gereinigte Gesicht auf. Vergessen Sie dabei nicht Ihren Hals!

Die Zutaten:

250 ml Wasser
15 ml Pflanzenöl, z. B. Mandel- oder Arganöl
3 g Emulsan (erhältlich in der Apotheke)
2 g Sheabutter (Alternative: Kakaobutter)
20 ml destilliertes Wasser oder Rosenwasser
Ätherische Öle, z. B. Teebaumöl

Und so geht's:

Kochen Sie zunächst in einem Topf 250 ml Wasser auf und positionieren Sie eine Schale auf dem Topf, so dass Sie ein Wasserbad haben. Schmelzen Sie in der Schale nun die 2 g Sheabutter und fügen Sie anschließend das Emulsan hinzu. Das Emulsan sorgt dafür, dass sich Flüssigkeiten, die eigentlich nicht mischbar sind, dennoch vermischen. Nehmen Sie nun den Topf vom Herd und lassen Sie die Inhaltsstoffe etwas abkühlen. Nehmen Sie nun eine weitere, leere Schale, die Sie wieder für ein Wasserbad positionieren. Füllen Sie das destillierte Wasser bzw. das Rosenwasser hinein und erhitzen Sie es auf 40 Grad. Geben Sie das erhitzte Wasser nun in die Schale zu den anderen Zutaten. Vermischen Sie die Zutaten nun alle sehr gut miteinander, so dass sie zu einer Einheit werden. Mischen Sie so lange, bis eine cremige Masse entsteht. Für einen angenehmen Duft können Sie abschließend ein ätherisches Öl Ihrer Wahl hinzufügen. Füllen Sie die Creme in ein kleines, steriles Schraubglas ab. Die Creme ist für den täglichen Gebrauch geeignet, da sie besonders mild und pflegend wirkt. Am besten tragen Sie die Creme morgens oder abends nach der Gesichtsreinigung oder vor dem Face-Yoga in sanft kreisenden Bewegungen auf das Gesicht auf.

Reichhaltige Gesichtsmaske

Gesichtsmasken sind eine wohltuende und pflegende Ergänzung zur täglichen Pflegeroutine. Diese Maske ist sehr reichhaltig und versorgt Ihre Haut mit reichlich Feuchtigkeit. Sie wirkt beruhigend und entspannend und kann sogar kleine Falten glätten. Am besten integrieren Sie die Maske einmal wöchentlich in Ihre Pflegeroutine. Das untenstehende Rezept bezieht sich dabei auf eine „Portion".

Die Zutaten:

1 EL Mandelöl

½ EL Honig

Und so geht's:

Vermengen Sie die beiden Zutaten und tragen Sie eine dünne Schicht der Maske auf das ganze Gesicht auf. Lassen Sie diese etwa 10 Minuten einwirken. Sparen Sie die Augenpartie aus. Nach etwa 10 Minuten nehmen Sie die Maske mit einem feuchten Waschlappen vorsichtig ab.

Wohltuendes Peeling

Peelings sollten etwa einmal wöchentlich in Ihre Pflegeroutine eingebaut werden. Dieses natürliche Peeling sorgt dafür, dass abgestorbene Hautschuppen entfernt werden. Die Haut wird dadurch butterweich und kann sich schneller erneuern, was der Hautalterung entgegenwirkt. Zudem können Poren so weniger schnell verstopfen.

Die Zutaten:

1 EL Olivenöl

1 EL Zucker

Und so geht's:

Vermengen Sie das Olivenöl mit dem Zucker, so dass eine körnige Masse entsteht. Feuchten Sie nun Ihr Gesicht an und verteilen Sie das Peeling auf Ihrer Gesichtshaut. Massieren Sie das raue Peeling nun für einige Minuten sanft in Ihr Gesicht ein. Waschen Sie abschließend die Peeling-Reste mit lauwarmem Wasser von Ihrem Gesicht ab.

Den Anfang finden

Sie sind nun am Ende dieses Buches angelangt und haben auf den letzten Seiten alles Wissenswerte rund um Gesichtsyoga erfahren: wie und wo es wirkt, wie man es anwendet und welche Effekte sich mit Face-Yoga erzielen lassen. Zudem haben Sie zahlreiche Übungen kennengelernt, die sich einfach und unkompliziert in den Alltag integrieren lassen und Ihr Gesicht zum Strahlen bringen. Sie haben gelernt, welch großen Einfluss wir selbst auf unseren Alterungsprozess haben und dass wir Falten und Alterserscheinungen nicht einfach hilflos hinnehmen müssen – ganz im Gegenteil! Die Kombination aus Face-Yoga, gesunder Ernährung und der richtigen Gesichtspflege ermöglicht es, bis ins hohe Alter frisch und jugendlich auszusehen – und das ohne einen großen zeitlichen Aufwand. Bereits wenige Minuten täglich reichen aus, um einen sichtbaren Anti-Aging-Effekt zu erzielen. Doch wie geht es jetzt weiter? Na, ganz klar!

Jetzt sind Sie dran! Sie besitzen nun alle theoretischen Grundlagen, um mit Face-Yoga durchzustarten. Es gibt also keine Ausreden mehr. Die unumgängliche Wahrheit ist nun einmal, dass wir mit jedem Tag älter werden. Aus diesem Grund sollten Sie keine Zeit mehr verschwenden und am besten noch heute mit Gesichtsyoga beginnen. Sie werden staunen, wie schnell Sie sichtbare Unterschiede in Ihrem Gesicht feststellen können. Und keine Sorge – bekanntlich ist noch kein Meister vom Himmel gefallen. Falls Sie also zu Beginn noch etwas unsicher sind, ist das völlig normal. Sie werden von Zeit zu Zeit immer besser und mehr und mehr strahlen. Worauf warten Sie also? Beginnen Sie Ihre Gesichtsyoga-Reise jetzt und tragen Sie Ihre innere Schönheit auch nach außen!